ANGEWANDTE PFLANZENSOZIOLOGIE

VERÖFFENTLICHUNGEN DES
INSTITUTES FÜR ANGEWANDTE PFLANZENSOZIOLOGIE
DES LANDES KÄRNTEN

HERAUSGEBER
UNIV.-PROF. DR. ERWIN AICHINGER

HEFT XI

DER EINFLUSS VERSCHIEDENER DÜNGUNGSMASSNAHMEN AUF DIE BODENFAUNA

VON HOCHSCHUL-PROF. DR.-ING. **HERBERT FRANZ**, WIEN

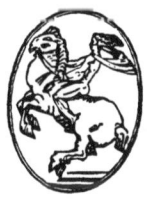

WIEN
SPRINGER-VERLAG
1953

Schriftleiter:

Univ.-Prof. Dr. Erwin Janchen.

Alle Rechte vorbehalten.

ISBN-13: 978-3-211-80295-3 e-ISBN-13: 978-3-7091-5447-2
DOI: 10.1007/978-3-7091-5447-2

Vorwort des Herausgebers

Zahlreiche und verschiedenartige Nachbardisziplinen stehen mit der Pflanzensoziologie — besonders auch mit der angewandten Pflanzensoziologie — in enger Beziehung. Hiezu gehört auch die Bodenbiologie, d. i. die Lehre von den Kleinlebewesen des Bodens, nämlich Tieren (Insekten, Spinnentieren, Würmern usw.), Pilzen, Algen und Bakterien.

Der Boden ist der gemeinsame Lebensraum, den diese Kleinlebewesen zusammen mit den Wurzeln der höheren Pflanzen bewohnen. Aus diesem räumlichen Zusammenleben ergeben sich mannnigfache Wechselwirkungen, die sich naturgemäß auch in der Zusammensetzung der Pflanzengesellschaften auswirken müssen. Zum vollen Verständnis der Pflanzengesellschaften, mit denen die Pflanzensoziologie ständig arbeitet, gehören daher auch einige bodenbiologische Kenntnisse.

Bodenorganismen und Vegetation beeinflussen sich also gegenseitig. Sie wirken aber auch auf ihre gemeinsame Umwelt und stehen selbst unter dem Einflusse großenteils gleicher Umweltbedingungen. Daraus ergeben sich Komplexwirkungen, die mehr sind als die bloße Summierung von Einzeleffekten. Daraus erst wird aber auch die komplexe Einheit des Lebensraumes und der Lebensgemeinschaft offensichtlich, die ohne Zweifel höhere Einheiten über die Summe ihrer Einzelkomponenten darstellen.

Eine erfolgreiche Diskussion dieser Probleme ist nur möglich, wenn dabei die engen Grenzen der biologischen Teilwissenschaften wenigstens fallweise überschritten werden. Von diesem Gesichtspunkte aus ist es sehr zu begrüßen, wenn in der Schriftenreihe „Angewandte Pflanzensoziologie" aus der Feder eines der führenden Bodenbiologen Österreichs ein Beitrag erscheint, der den Lesern dieser Schriftenreihe einen kleinen Einblick in die Aufgaben und Methoden der modernen Bodenbiologie gewährt.

Klagenfurt, im September 1953.

Der Herausgeber.

Inhalt

Vorwort des Herausgebers	III
Einleitung	1–2
1. Die Wirkung untergepflügten Stallmistes auf die Mikrofauna des Ackerbodens	2–5
2. Die Wirkung oberflächlicher organischer und mineralischer Düngung auf die Bodenfauna des Dauergrünlandes	5–9
3. Die Wirkung intensiver Düngung mit Gülle in Verbindung mit künstlicher Beregnung	9–12
4. Der Einfluß der Verrieselung von Abwässern der Kartoffelstärkeerzeugung auf die Bodenfauna	13–19
5. Die Wirkung mehrtägiger Überstauung des Bodens mit Wasser auf die Bodenfauna	19–21
Zusammenfassung	22–24
Literaturverzeichnis	25
Tabellen	27–50

Einleitung

Erfahrungen der landwirtschaftlichen Praxis und dadurch ausgelöste wissenschaftliche Untersuchungen haben in den letzten Jahrzehnten zu der Erkenntnis geführt, daß zwischen der Intensität der im Boden ablaufenden biologischen Prozesse und der Bodenfruchtbarkeit ein sehr enger ursächlicher Zusammenhang besteht. Je dichter ein Boden mit Kleinlebewesen besiedelt ist und je intensiver sich deren Lebensablauf unter der Einwirkung günstiger Milieuverhältnisse vollzieht, um so größer ist die Ertragsfähigkeit des betreffenden Bodens, vorausgesetzt, daß er eine ausgeglichene, sich selbst regulierende Organismengemeinschaft beherbergt. Da dies der älteren Landbauwissenschaft nicht bekannt war, ist der Frage, welche Rückwirkungen die verschiedenen Maßnahmen künstlicher Düngung, Bearbeitung und Nutzung des Bodens auf die in ihm ablaufenden Lebensprozesse haben, bisher kaum Beachtung geschenkt worden. Die Klärung dieser Verhältnisse bildet aber eine Grundvoraussetzung dafür, daß wir planmäßig mit den uns zu Gebote stehenden Mitteln an der Verbesserung des Kulturbodens arbeiten können, und hat deshalb größte praktische Bedeutung.

Ich habe mich darum in den verflossenen Jahren dem Studium der biologischen Rückwirkungen von Düngungs-, Bearbeitungs- und Nutzungsmaßnahmen auf Acker-, Grünland- und Waldflächen des Ostalpengebietes mit besonderem Interesse gewidmet. Die vorliegende Arbeit berichtet über Teilergebnisse dieser Untersuchungen, die ich mit Unterstützung meiner Mitarbeiter über die bodenbiologische Wirkung organischer und mineralischer Düngung in fester und flüssiger Form angestellt habe. Die mitgeteilten Ergebnisse sind zur Gänze während meiner Tätigkeit an der Bundesanstalt für alpine Landwirtschaft in Admont erarbeitet worden.

Bei der Verarbeitung der Parzellenversuche und bei den an geeigneten, in normaler Bewirtschaftung stehenden Objekten durchgeführten Untersuchungen mußte leider zunächst darauf verzichtet werden, neben der Bodenfauna auch die Mikroflora zu erfassen, da es hiezu vorerst an Arbeitskräften und Einrichtungen fehlte. Schon die Ermittlung des Besatzes der Bodenproben mit Kleintieren erforderte einen so großen Zeit- und Arbeitsaufwand, daß derselbe die verfügbaren Arbeitskräfte neben den laufenden Arbeitsverpflichtungen voll in Anspruch nahm. Die gewonnenen Ergebnisse liefern so zwar noch kein abschließendes Bild, sie lassen aber doch schon erkennen, daß Düngung jeglicher Art einen tiefgehenden Einfluß auf das Bodenleben hat. Sie lehren uns ferner, daß jede Art von Düngung eine spezifische biologische Wirkung ausübt und zeigen deutlich, daß wir hierauf in Zukunft mehr zu achten haben werden, als das bisher geschehen ist.

Meinen Mitarbeitern Dr. P. G u n h o l d und Dr. H. P s c h o r n - W a l c h e r, von denen der erstgenannte die Bestimmung der Nematoden, der zweite diejenige der Milben und Collembolen besorgt hat, sowie meinen langjährigen technischen Mitarbeiterinnen, welche die laboratoriumsmäßige Verarbeitung der Bodenproben besorgten, gebührt mein besonderer Dank. Ohne diese Hilfe wäre es mir unmöglich gewesen, die zeitraubende Verarbeitung des lebenden Kleintiermateriales rechtzeitig durchzuführen. Meinem lieben Freunde Doktor F. Zürn habe ich dafür zu danken, daß er mir seine hochinteressanten langjährigen Dauergrünlanddüngungsversuche, die er an der Bundesanstalt für alpine Landwirtschaft in Admont durchführt, zum Studium der bodenbiologischen Wirkung verschiedener Düngung auf Dauergründlandböden zur Verfügung stellte.

1. Die Wirkung untergepflügten Stallmistes auf die Mikrofauna des Ackerbodens

In einer ersten informativen Untersuchung (vgl. Franz, H. u. G. Repp 1949) konnten wir zeigen, daß die Weiterverrottung des Stallmistes im Boden unter wesentlicher Mitbeteiligung typischer Vertreter der Stallmistfauna vor sich geht und daß die Wirkung des organischen Düngers auf die Kleintiere des Bodens je nach dem Verrottungsgrad des untergepflügten Mistes verschieden ist. Aufgabe eines weiteren Parzellenversuches, den ich auf dem Grünlandversuchsfelde der Bundesanstalt für alpine Landwirtschaft in Admont am 19. April 1949 anlegte, war es, die folgenden vier Fragen durch periodisch wiederholte biologische Untersuchung des Bodens auf allen Parzellen des Versuches zu klären:

1. Bestehen zwischen mit Frischmist und mit gut verrottetem Dünger gedüngten Parzellen unter sonst vollkommen gleichen Bedingungen in der Besatzdichte mit terricolen Kleintieren und in der Artenzusammensetzung der Bodentiergemeinschaft exakt faßbare Unterschiede?
2. Können, wenn dies der Fall ist, die ermittelten Unterschiede während der gesamten Versuchsdauer oder nur in einem bestimmten Zeitabschnitt der Weiterverrottung des organischen Düngers im Boden nachgewiesen werden?
3. Ergeben sich Unterschiede im Verhalten der Bodenorganismen, wenn gleiche Mengen von Stallmist verschiedener Qualität verschieden tief in den Boden gebracht werden?
4. Bestehen solche Unterschiede, wenn verschieden große Mengen gleichartigen Mistes gleich hoch mit Erde bedeckt werden?

Der Versuch bestand aus insgesamt 10 Parzellen, die auf einer vorher einheitlich genutzten und im Herbst 1948 einheitlich geackerten Fläche in zwei Reihen wie folgt angeordnet waren:

Parzellen mit Frischmist:	Parzellen mit verrottetem Mist:
ungedüngt	Mist in 15 cm
Mist in 5 cm	viel Mist in 10 cm
wenig Mist in 10 cm	wenig Mist in 10 cm
viel Mist in 10 cm	Mist in 5 cm
Mist in 15 cm	ungedüngt

Die Versuchsfläche befand sich in ebener Lage, der Boden war eine tiefgründige, ziemlich bindige Braunerde. Auf allen 10 Parzellen wurde die Krume mit dem Spaten 15 cm tief bearbeitet und danach der Mist nach Abhebung der entsprechenden Schicht horizontal gleichmäßig ausgebreitet und mit dem abgehobenen Erdreich bedeckt. Frischer und alter Mist stammten vom gleichen Betrieb und wiesen ein annähernd gleiches Kot-Streu-Verhältnis auf. Nach erfolgter organischer Düngung wurde auf der gesamten Versuchsfläche eine Dauerwiesenmischung angesät. In der weiteren Folge wurden zu drei Terminen, und zwar im Sommer (17. August 1949 für die Frischmistparzellen, 31. August 1949 für die Altmistparzellen), im Spätherbst (21. November 1949) und im darauffolgenden Frühjahr (21. März 1950), gleichzeitig von allen Versuchsparzellen aus drei Schichten Bodenproben zur Ermittlung des Kleintierbesatzes entnommen. Aus jeder Versuchsparzelle wurden an allen drei Terminen je 5 Rahmenproben aus der obersten, den Dünger überlagernden schicht, aus der Düngerschicht und aus der den Dünger unmittelbar unterlagernden Erde ausgestochen. Aus diesen Rahmenproben wurden durch Aufschlämmen kleiner gewogener Mengen bestimmten Gewichtes unter dem Binokular die Nematoden und hernach mit Hilfe von Trichterautomaten die größeren Tiere, für jede Parzelle und jede Schicht getrennt, ausgelesen. Die so gewonnenen Besatzzahlen, deren jede einen Durchschnittswert aus 5 Rahmenproben darstellt, sind in Tabelle 1 zusammengestellt. Zu den Zahlen der Tabelle ist im einzelnen folgendes zu bemerken.

Zum ersten Untersuchungstermin, vier Monate nach erfolgter Düngung, liegen die Nematodenzahlen auf den Frischmistparzellen wesentlich niedriger als auf den Null- und Altmistparzellen. Da gleichzeitig durch die Düngung mit gut verrottetem Mist gegenüber der Nullparzelle derselben Parzellenreihe im Nematodenbesatz kein klarer Unterschied, jedoch eher eine Erhöhung festzustellen ist, liegt offenbar eine einseitige Besatzminderung durch die Frischmistdüngung vor. Besonders niedrig ist der Besatz in der Parzelle mit viel Frischmist, besonders hoch dagegen in der Parzelle mit viel Altmist in 10 cm Schichttiefe.

Zum zweiten Termin, sieben Monate nach erfolgter Düngung, liegen die Nematodenzahlen auf der Frischmistparzelle und auch auf der zugehörigen Nullparzelle besonders niedrig, auf den Altmistparzellen mit wenig Mist in 5 cm noch immer relativ hoch, ebenso allerdings auch auf der entsprechenden Nullparzelle.

Zum dritten Termin, elf Monate nach erfolgter Düngung, haben die Besatzzahlen in den Frischmistparzellen, auf denen der Mist in 5 und 10 cm Tiefe eingebracht worden ist, die Altmistparzellen übertroffen. Erst zu diesem Zeitpunkt wirkt demnach die Frischmistdüngung fördernd auf das Bodenleben, während die Wirkung der Düngung mit altem Mist auf die Bodennematoden dann offenbar bereits abklingt.

Die Zahlen für die Enchytraeiden und besonders für die Regenwürmer sind nicht repräsentativ, weil die untersuchten Rahmenproben für diese relativ großen Bodentiere zu wenig umfangreich waren. Immerhin lassen die für die Enchytraeiden ermittelten Zahlen eine deutliche Steigerung des Besatzes in den gedüngten gegenüber den ungedüngten Parzellen erkennen. Hinsichtlich der Regenwürmer konnte bei der Probenahme und auch anläßlich von Grabungen auf anderen gedüngten Äckern festgestellt werden, daß sich bestimmte Arten, besonders *Allolobophora rosea* Sav. und *Lumbricus rubellus* Hoffm. alsbald im gedüngten Bodenhorizont ansammeln, die Kotmasse und gut zersetzte Streu als Nahrung aufnehmen und die Verdauungsrückstände mit Erde vermengt ausscheiden. Die Regenwürmer sind demnach diejenigen Organismen, die die „Vererdung" des Mistes im Boden entscheidend vorwärtstreiben. Die unverrottete Strohstreu lassen die Würmer unberührt, sie bleibt unzersetzt zurück, wird von der darüber lagernden Erde zusammengepreßt und beeinträchtigt als „Isolierschicht" den Gasaustausch und die Wasserbewegung im Boden.

Vergleicht man die für die Milben gefundenen Besatzzahlen miteinander, so zeigt sich vor allem auf den Frischmistparzellen zu allen Terminen eine zahlenmäßige Überlegenheit gegenüber den ungedüngten Vergleichsstücken. Auf den Altmistparzellen ist eine solche nur in etwa 50 % der Fälle und nur in geringerem Ausmaße gegeben. Hervorzuheben ist, daß der Milbenbesatz auf allen untersuchten Parzellen ein relativ sehr geringer ist.

Der Besatz mit Collembolen ist vier Monate nach Einbringung des Mistes in den Altmistparzellen deutlich höher als in den Frischmist- und Nullparzellen. Im Spätherbst sind die Altmist- und zwei Frischmistparzellen dichter mit Springschwänzen besiedelt als die ungedüngten Kontrollstücke und auch noch elf Monate nach Versuchsbeginn sind einzelne Altmistparzellen den Nullparzellen im Collembolenbesatz überlegen. Immerhin zeigt sich zu diesem Zeitpunkte die Abnahme der Düngewirkung bereits deutlich.

Von den restlichen in der Tabelle verzeichneten Tiergruppen lassen nur noch die Fliegenlarven eine Vermehrung im Zusammenhang mit der Düngung erkennen. Bei den anderen Gruppen ist die Besatzdichte so gering, daß die Kleinheit der Proben eine statistische Auswertung der gefundenen Werte nicht gestattet.

Die qualitative Zusammensetzung der Bodenfauna wurde nur für drei Tiergruppen, die Milben, Collembolen und Käfer festgestellt (vgl. Tabelle 2). Sie zeigt bei den Milben ein starkes Überwiegen der räuberisch lebenden *Parasitiformes* und *Trombidiformes* über die *Oribatei*. Die letzteren, die in naturbelassenen Böden stets in großer Zahl vorhanden sind, finden sich nur in den ungedüngten Parzellen in etwas größerer Individuenhäufigkeit. In der Düngerschicht fehlen sie fast ganz. Im übrigen treten neben indifferenten Arten unter den *Parasitiformes* auch einige typische Düngerbewohner wie *Parasitus fimetorum* und *Phaulocylliba romana* in ziemlicher Häufigkeit auf.

Die Zusammensetzung der Collembolengemeinschaft ist auf den einzelnen Parzellen nahezu dieselbe. Sie hat auch auf den ungedüngten Parzellen das Gepräge der Synusie feuchter Fettwiesen und das ist mit Rücksicht darauf, daß die gesamte Fläche in früheren Jahren periodisch mit Stallmist gedüngt worden war, durchaus verständlich. Die meisten vorgefundenen Arten finden sich im übrigen sowohl im Boden als auch in gestapeltem Stallmist, weshalb eine stärkere Beeinflussung des Artenbestandes durch die Düngung von vornherein nicht zu erwarten war.

Unter den Käfern finden sich neben typischen Wiesentieren wie *Dyschirius globosus*, *Bledius crassicornis* und den *Bibloplectus*-Arten auch ausgeprägt saprobe Arten wie *Oxytelus rugosus*, *Aphodius fimetarius* und *Aphodius prodromus*. Auch das Auftreten von Ptiliiden (*Acrotrichis*), Lathridiiden (*Lathridius, Enicmus, Cartodere, Corticaria*) und *Oxyomus silvestris* hängt mit der Stallmistdüngung zusammen.

Faßt man die Ergebnisse der quantitativen und qualitativen Analyse des Artenbestandes in den Böden der einzelnen Parzellen zusammen, so ergeben sich in Beantwortung der eingangs gestellten Fragen die folgenden Befunde.

1. Die Stallmistdüngung bewirkt ausnahmslos eine Erhöhung der Besatzdichte der gedüngten Böden mit Kleintieren; die Zunahme des Besatzes erfolgt bei Zufuhr gut verrotteten Mistes früher als bei Frischmistdüngung. Sie kommt bei den Tabellenwerten (vgl. Tabelle 1) für die Nematoden und Collembolen besonders deutlich zum Ausdruck, ist aber auch bei den Milben und Dipterenlarven eindeutig erkennbar.

2. Der Kleintierbesatz der gedüngten Parzellen ist während der gesamten Beobachtungsdauer höher als der der ungedüngten Kontrollparzellen, klingt aber beim dritten Untersuchungstermin, elf Monate nach Einbringung des Mistes bereits deutlich ab. Der Rückgang erfolgt bei den Altmistparzellen rascher als bei den Frischmistparzellen. Die das Bodenleben intensivierende Wirkung organischer Düngung dürfte demnach nicht wesentlich über ein Jahr hinausreichen.

3. Tief in den Boden eingebrachter Stallmist hat eine deutlich ungünstigere biologische Wirkung als solcher, der nur 5 oder 10 cm hoch mit Erde bedeckt wird. Hiefür ist wahrscheinlich weniger der an sich geringe Organismenbesatz in tieferen Schichten als vielmehr der Sauerstoffmangel entscheidend. Dieser muß durch den Sauerstoffverbrauch bei der Zersetzung organischer Stoffe bis zu CO_2 im Bodeninneren sehr verschärft werden.

4. Die Einbringung verschieden großer Düngermengen in den Boden zeigt im Versuch keinen deutlichen Einfluß auf die quantitative und qualitative Zusammensetzung der Bodenfauna. Sie führt aber, wie durch Grabungen festgestellt werden konnte, bei Frischmistverwendung zur Anhäufung unzersetzter Strohreste und hat überdies in der Praxis zur Folge, daß erst in größerem Zeitabstand wieder Stallmist für eine nächste organische Düngung zur Verfügung steht. Vom biologischen Standpunkte aus ist demnach möglichst häufige Düngung mit kleineren Stallmistgaben zu empfehlen.

2. Die Wirkung oberflächlicher organischer und mineralischer Düngung auf die Bodenfauna des Dauergrünlandes

Vom Referat für Grünlandwirtschaft und Futterbau an der Bundesanstalt für alpine Landwirtschaft sind schon im Jahre 1940 Dauergrünlanddüngungsversuche auf der Kaiserau bei Admont in ca. 1150 m Höhe angelegt worden. Diese in mehrmaliger Wiederholung nach dem üblichen Schema angelegten Versuche werden nunmehr bereits während eines Jahrzehntes Jahr für Jahr mit denselben Düngerarten und Düngermengen versehen. Sie bieten daher eine einmalige Gelegenheit, die Frage nach der Wirkung oberflächlicher Düngung von Dauergrünland mit organischen und mineralischen Düngemitteln auf die Bodentierwelt unter im übrigen weitgehend gleichen Bedingungen zu prüfen. Eine solche Prüfung wurde bereits ein erstes Mal im Oktober 1941 vorgenommen, ein zweites Mal von meiner Mitarbeiterin E. Sertl-Butschek im Jahre 1944, ein drittes Mal von mir gemeinsam mit meinen Mitarbeitern P. Gunhold und H. Pschorn-Walcher im Herbst 1950. Über Anlage und Ergebnis der Versuche hat vom grünlandwirtschaftlichen Gesichtspunkte aus F. Zürn (1950) kürzlich berichtet, so daß hier nur das Folgende festgehalten zu werden braucht.

Die Versuchsfläche war ursprünglich nach E. Aichinger (mündlich) mit Eichenmischwald bestockt gewesen und die Vegetation war nach Schlägerung des Waldes bis zu einem überwiegend mit Bürstling (= Borstgras, *Nardus stricta*) und zwar im Durchschnitt 55% bestockten Magerrasen degradiert. Weiter hangaufwärts hatten sich sogar überwiegend aus Besenheide (*Calluna vulgaris*) bestehende Pflanzenbestände eingestellt. Zur biologischen Untersuchung wurden die wie folgt behandelten Flächen herangezogen:

1. Ungedüngte Parzellen, die während der ganzen Versuchsdauer und nach dem Zustande der Vegetation zu schließen auch lange vorher keinerlei künstliche organische oder mineralische Düngung erhalten hatten.
2. Alljährlich seit 1940 mit 60 kg Reinstickstoff je Hektar gedüngte Parzellen (nur im Jahre 1944 von E. Sertl-Butschek untersucht).
3. Alljährlich mit 60 kg Stickstoff, 64 kg Phosphor und 120 kg Kali Reinnährstoff je Hektar gedüngte Parzellen.
4. Alljährlich mit 150 kg Stallmist je Hektar, aber mit keinerlei Mineraldüngung versehene Parzellen.
5. Alljährlich mit der vollen mineralischen Düngung wie Nr. 3 und mit Stallmist wie Nr. 4 versehene Volldüngungsparzellen.

Die bereits im Jahre 1941 entnommenen Bodenproben lieferten bei der bodenzoologischen Analyse noch kein so klares Ergebnis, daß daraus eindeutig gesetzmäßige Zusammenhänge zwischen Düngungsart und Kleintierbesatz hätten abgeleitet werden können. Auch das Untersuchungsmaterial des Jahres 1944 gestattete dies noch nicht, vor allem weil es zu wenig umfangreich war. Erst die im Herbst 1950 in bedeutend größerem Umfange durchgeführten Erhebungen lassen zweifellos erkennen, daß zwischen Düngungsart und Organismenbesatz des Bodens auch bei Oberflächendüngung von Dauergrünlandflächen ganz bestimmte Zusammenhänge bestehen.

Der Vollständigkeit halber werden in Tabelle 3 zunächst die Ergebnisse der quantitativen Bodenanalysen der drei Untersuchungstermine des Jahres 1941 zusammengestellt. Tabelle 4 enthält die Besatzzahlen, die im Jahre 1950, also nach zehnjähriger Versuchsdauer, gewonnen wurden.

Die Zahlen der Tabelle 3 lassen nur für die Enchytraeiden, eine eindeutige Förderung durch die Düngung mit Stallmist erkennen, für die anderen Tiergruppen ergeben die Zahlen keine klaren Zusammenhänge. Zwar liegen die Werte für die freilebenden Erdnematoden auf der Volldüngungsparzelle wesentlich höher als auf allen anderen, aber die entsprechenden Besatzzahlen auf der nur mit Stallmist gedüngten Parzelle weichen von denen der Null- und N-Parzelle kaum ab. Sehr ausgeprägt ist dagegen der jahreszeitbedingte Rückgang des gesamten Tierbesatzes vom ersten zum dritten Untersuchungstermin, d. i. von Mitte August bis Anfang Oktober. Er entspricht der normalen Massenwechselkurve im kühlhumiden Klima der Nordostalpen und findet auch in den Zahlen der folgenden Tabellen mehrfach seinen Ausdruck. Daß aus diesem Grunde nur Besatzzahlen, die sich auf denselben oder nahe beieinander liegende Termine beziehen, miteinander in Vergleich gestellt werden können, ist selbstverständlich.

Ein weit anschaulicheres Bild geben die Zahlen der Tabelle 4. Die in diese eingetragenen Werte sind dadurch so weit wie möglich gesichert, daß jeweils drei gleich behandelte Wiederholungsparzellen des Kaiserauer Versuches auf ihren Bestand an Kleintieren untersucht wurden. Es war so möglich, das arithmetische Mittel und die Fehlergrenze für die ermittelten Besatzdichtenwerte zu errechnen und zu zeigen, daß die zwischen den einzelnen Düngungsarten gefundenen Besatzdichtenunterschiede fast durchwegs wesentlich größer sind als die durch Ungleichmäßigkeit von Boden und Organismenbesatz bedingten bekanntlich recht beträchtlichen Schwankungen der Besatzwerte. Der Nematodenbesatz wurde zweimal bestimmt. Vom ersten zum zweiten Termin ist trotz des Abstandes von nur 7 Tagen eine starke Abnahme der Besatzzahlen zu beobachten. Dieselbe ist durch das gerade zum Untersuchungszeitpunkt einsetzende Winterwetter mit Frost und Schnee bedingt. Es können demnach auch innerhalb der Tabelle 4 nur die Werte vom gleichen Termin miteinander verglichen werden.

Tut man dies, dann zeigt sich im Nematodenbesatz eine sehr deutliche Abhängigkeit von der verschiedenen Düngung. Weitaus am höchsten liegen die Werte auf den während der zehn Jahre ausschließlich mit Stallmist gedüngten Parzellen, es folgen die Werte für die Volldüngungsparzellen (Stallmist + NPK), dann die Werte der ungedüngten Rasenstücke und an letzter Stelle die der Flächen, welche reine Mineraldüngung (NPK) erhalten haben. Nahezu gleichartig verändert sich der Collembolenbesatz. Auch hier liegt die Besatzdichte auf der Stallmistparzelle weitaus am höchsten und die Volldüngung steht an zweiter Stelle. Dann folgen allerdings die NPK-Flächen, da die ungedüngten Teilstücke die geringsten Collembolenzahlen aufweisen. Der Milbenbesatz ist auf allen Flächen außerordentlich niedrig und die Unterschiede kommen deshalb weniger klar zum Ausdruck. Immerhin hat es den Anschein, daß die Milbenzahl durch organische Düngung vermindert, durch mineralische Volldüngung aber im Gegensatz zu den Collembolen und Nematoden eher erhöht wird. Dabei dürfte es sich nicht um eine direkte Förderung durch die Mineraldüngerstoffe, sondern um eine solche auf dem Umwege über das durch die NPK-Düngung vermehrte Wurzelwachstum der Rasenvegetation handeln, worüber aber noch eingehendere Untersuchungen angestellt werden müssen. Bei allen anderen Bodentiergruppen war die Zahl der gefundenen Individuen zu gering bzw. die untersuchten Bodenproben waren zu klein, um auswertbare Ergebnisse zu liefern.

Um sicherzustellen, daß die unter den immerhin extremen Standortsverhältnissen an einem steilen S-Hang ermittelten Unterschiede allgemeine Gültigkeit haben, wurden auch noch Bodenproben von einem zweiten Dauergrünland-Düngungsversuch, der von F. Zürn am ebenen Talboden der Kaiserau im Jahre 1942 angelegt worden war, entnommen. Auch hier wurde der Besatz mit freilebenden Erdnematoden auf je drei schon 8 Jahre hindurch gleichmäßig mit NPK, Stallmist allein sowie mit Stallmist + NPK gedüngten Parzellen und auf den ungedüngten Vergleichsstücken ermittelt. Da die Versuchsfläche eine tiefgründige Braunerde guter physikalischer Beschaffenheit aufweist und auch der Grünlandpflanzenbestand schon vor Versuchsanlage der einer guten Knaulgras-Goldhafer-Rotschwingel-Wiesenrispen-Wiese war, liegt hier ein von dem zuerst untersuchten Südhang mit seichtgründigem, magerem Boden und vorwiegendem Bürstlingbestand sehr stark abweichender Standort vor. Trotzdem verhalten sich die Besatzzahlen mit Nematoden bei verschiedener Düngung auf beiden Flächen vollkommen gleichartig (vgl. Tabelle 5), so daß kein Zweifel darüber bestehen kann, daß in beiden Fällen die verschiedene Düngung allein der die Besatzdichte beeinflussende Faktor ist. Um in die Art der Beeinflussung des Bodenlebens durch die verschiedene Düngung der Versuchsflächen noch genaueren Einblick zu erhalten, wurde auch die Artenzusammensetzung der Bodenfauna auf den einzelnen untersuchten Parzellen ermittelt. Dabei ergab sich folgendes Bild.

Der Besatz mit Nematodenarten ist sowohl am Hang als auch am Talboden auf der mit Stallmist allein gedüngten Parzelle am größten und auf dieser größer als der mit Stallmist + NPK gedüngten Fläche (vgl. Tabelle 6 und 7). Der Artenbesatz der ungedüngten Parzellen ist am S-Hang höher, am Talboden nur um eine Art niedriger als der der Volldüngungsparzellen. Die rein mineralisch gedüngten Flächen weisen an beiden Standorten übereinstimmend die geringste Artenzahl auf. Da von den mit weniger Nematodenindividuen besetzten Proben entsprechend größere Erdmengen auf Fadenwürmer durchsucht wurden, ist die geringere festgestellte Artenzahl keine scheinbare, sondern eine tatsächliche. Es fehlten also in den artenärmeren Proben die Arten nicht, weil sie infolge ihrer größeren Seltenheit nicht aufgefunden wurden, sondern offenbar deshalb, weil sie ausgestorben waren. Aus den Befunden muß geschlossen werden, daß die Düngung mit Stallmist das Nematodenleben im Boden fördert, die rein mineralische Düngung, wenn sie Jahre hindurch konsequent durchgeführt wird, es dagegen schädigt.

Man könnte annehmen, daß die Schädigung die Folge der ätzenden Wirkung der auf die Bodenoberfläche ausgestreuten mineralischen Düngerstoffe sei. Dies ist aber wenig wahrscheinlich, da die Herbstdüngung der Versuchsparzellen bereits am 10. Oktober, also mehr als vier Wochen vor der Probenahme, erfolgt war und überdies sehr ausgiebige Herbstregen die Düngersalze in diesem Herbst sehr rasch im Boden verteilten. Die Zusammenhänge zwischen Verminderung des Individuen- und Artenbesatzes mit Nematoden und der mineralischen Düngung scheinen demnach tiefer zu liegen. Da die Mehrzahl der frei in der Erde lebenden Nematoden sich von Bakterien ernährt (vgl. Overgaard 1949), liegt der Schluß nahe, daß auch das Bakterienleben im Boden von der mineralischen Düngung gleichsinnig beeinflußt wird, was wir, wie einleitend schon dargelegt worden ist, bisher leider nicht überprüfen konnten. Es ist dies jedoch eine Frage von allergrößtem praktischem Interesse, deren Untersuchung wir so bald wie möglich in Angriff nehmen wollen. Die merkwürdige Erscheinung der geringen Rotkleewüchsigkeit auf gewissen vorwiegend mineralisch gedüngten, intensivst genutzten Böden, die Gareprobleme auf jahrelang rein mineralisch gedüngten Ackerflächen und das Nichtansprechen mineralischer Düngung, vor allem eine gewisse Phosphorsäureinaktivität, werden vielleicht bei der Weiterverfolgung dieser Zusammenhänge in völlig neuem Lichte erscheinen.

Ähnlich den Nematoden werden auch die Collembolen (vgl. Tabelle 9) durch organische Düngung nicht nur mengenmäßig, sondern auch hinsichtlich der Artenzahl gefördert. Dies ist leicht verständlich, da ein Teil der in Grünlandböden lebenden Springschwänze sich regelmäßig in Anhäufungen organischer Abfälle findet und sich so als saprophil zu erkennen gibt (vgl. hiezu auch die Arbeiten G i s i n s 1943 und 1949). Die geringe Zahl der Collembolen im ungedüngten Magerwiesenboden des Kaiserauer Südhanges ist übrigens wahrscheinlich nicht bloß eine Folge mangelnder Nahrung, sondern auch zeitweilig mangelnder Feuchtigkeit. Die kurzrasige Bürstlingwiese gewährt dem Boden bei starker Insolation zu wenig Beschattung und schützt ihn daher nicht genügend vor Austrocknung und Erhitzung. Am geringen Collembolenbesatz der Nullparzellen wird damit u. a. auch die große Bedeutung einer ausreichenden Bodenbeschattung für die Entwicklung eines reichen Bodenlebens offenbar.

Wie bezüglich der Individuenmenge, so verhalten sich die Bodenmilben auch bezüglich der Artenmannigfaltigkeit anders als die Nematoden und Collembolen. Sie weisen in den ungedüngten und ausschließlich mineralisch gedüngten Parzellen die höchsten Artenzahlen auf, auf den nur mit Stallmist gedüngten dagegen die niedrigsten (vgl. Tabelle 8). In der Artenzahl der *Oribatei,* von denen nach meinen Untersuchungen (F r a n z 1949) nur sehr wenige in Stallmist und Kompost ihnen zusagende Lebensbedingungen finden, kommt das besonders deutlich zum Ausdruck. Bemerkenswert ist jedoch, daß die Volldüngungsparzellen, obwohl sie neben mineralischer Düngung dieselbe Stallmistmenge erhielten wie die nur organisch gedüngten Teilstücke, keine so starke Verminderung des Besatzes mit Milbenarten erfahren haben. Die günstige biologische Wirkung kombinierter organischer und mineralischer Düngung wird an dieser Tatsache wie an so mancher praktischen Erfahrung offenbar.

Über das Verhalten der übrigen Bodenkleintiere zu verschiedener Düngung kann auf Grund der vorliegenden Untersuchungen noch nichts ausgesagt werden, da das erarbeitete Material noch zu gering ist. Schon heute zeigt es sich aber mit aller Deutlichkeit, daß die Reaktion der verschiedenen Bodentiergruppen und darüber hinaus auch die verschiedener Arten derselben Tiergruppe auf verschiedene Düngung recht verschieden ist. Dies wird u. a. auch durch Untersuchungen bestätigt, die wir über die biologische Wirkung intensiver Begüllung im Vergleiche mit reichlicher Stallmistdüngung angestellt haben und über die anschließend berichtet werden soll.

3. Die Wirkung intensiver Düngung mit Gülle in Verbindung mit künstlicher Beregnung

Anläßlich einer Studienexkursion einer Arbeitsgemeinschaft, über deren Ergebnisse von dieser an anderer Stelle („Probleme der Güllewirtschaft, dargestellt auf Grund der bei einer Studienexkursion gewonnenen Eindrücke." Im Druck), berichtet wird, ergab sich die Möglichkeit, in Stumm (Zillertal) die Wirkung 20 Jahre hindurch fortgesetzter intensiver Begüllung im Vergleiche mit regelmäßiger Stallmistdüngung auf das Bodenleben unter Dauerwiese und Kleegras zu studieren. Der Bauer Jörg W u r m hat auf seinem Betrieb in Stumm (550 m), eine Gülleanlage, die seit dem Jahre 1930 in Betrieb ist. Er erzeugt Gärgülle, die im Vorfrühling (Wintergülle) schwächer, während der Vegetationszeit stärker verdünnt wird. Zur Verdünnung dient neben dem Wasservorrat in einer 11 m³ fassenden Wassergrube der reichliche Wasserzulauf eines kleinen Gebirgsbaches. Es ist daher damit zu rechnen, daß im Sommer eine ziemlich niedrig temperierte Gülle auf die Flächen ausgebracht wird. Noch kälter dürfte das mit Hilfe von zwei Perrot-Regnern im Sommer zusätzlich verregnete Reinwasser sein.

Auf die ebenen Talflächen wird im Vorfrühling und, sofern es sich um Dauer- oder Wechselgrünland handelt, nach jedem Schnitt Gülle ausgebracht. Da die Grünlandflächen als Vielschnittwiesen genutzt werden, bedeutete das im Jahre 1949 eine fünfmalige Begüllung derselben, während im Jahre 1950 bis Mitte Juni schon zweimal gegüllt worden war. Die zweite Probenahme am 18. August 1950 war wenige Tage nach erfolgter Begüllung der untersuchten Talfläche erfolgt. Jede Sommerbegüllung entspricht etwa 7½ mm Niederschlag, dazu kommen in den Sommermonaten, wenn es die Witterung erfordert, alle drei Tage 22 mm Reinwasser durch Beregnen. Es ergibt sich daraus, daß die begüllten Talflächen des Bauern W u r m sehr viel feuchter gehalten werden als die nur mit Stallmist gedüngten und nie künstlich bewässerten, dem Bauern Jakob G r i m m gehörenden Nachbarflächen. Da die Felder beider Besitzer nur durch einen Feldweg getrennt werden, in ganz flachwelligem Gelände von weitgehend gleichartiger Beschaffenheit gelegen sind und gleichartigen, sehr sandigen, grauen Auboden aufweisen, bieten sich sehr günstige Vergleichsmöglichkeiten. Es kommt dazu, daß eben jetzt zu beiden Seiten des Grenzweges Kleegras steht, welches von W u r m im Jahre 1947, von G r i m m im Jahre 1948 in Roggen eingesät worden ist und vor dem in beiden Fällen Kartoffel als Vorfrucht gestanden hatte. W u r m hatte die Gülledüngung in den beiden letzten Jahren durch keinerlei Mineraldüngung, vorher aber durch Thomasmehl- und Kalkgaben alle zwei Jahre ergänzt, G r i m m hatte im Herbst 1948 und im Herbst 1949 stark mit Stallmist gedüngt. Da die Flächen des Bauern W u r m schon seit 20 Jahren unter dem Einfluß intensiver Begüllung und seit dem letzten Kriege zusätzlich unter dem intensiver Beregnung stehen, während der Nachbar die ganze Zeit hindurch konservativ nach alter Weise weitergewirtschaftet hat, bieten die beiden gleich genützten Flächen ein in den Alpen wohl einmaliges Studienobjekt, das einen zwanzigjährigen Versuch ersetzt.

Die von mir untersuchten Hangflächen weisen geringere Kontraste in der Bewirtschaftung auf. Sie werden, soweit sie dem Bauern W u r m gehören, zwar ebenfalls intensiv begüllt, aber seit fünf Jahren mit Ausnahme einer Kalkgabe nicht mehr mineralisch gedüngt. Sie erhalten auch nur eine schwache zusätzliche Beregnung. Die untersuchte Nachbarfläche war vor längerer Zeit von W u r m gepachtet und damals intensiv bewirtschaftet gewesen. Jetzt wird sie vom Eigentümer selbst genutzt und hat seit Jahren keinerlei Düngung mehr erhalten. Beide Hangflächen stehen in Dauerwiesennutzung, diejenige des Bauern W u r m liefert vier Schnitte, die Nachbarfläche bestenfalls zwei. Der Boden ist auf beiden Vergleichsstücken eine Braunerde von gleichartiger Beschaffenheit, die Bodenproben wurden am Unterhang unweit über der Talsohle entnommen.

Im Gegensatz zu den Hangflächen zeigt die Oberkrume auf der begüllten Fläche bei sonst völlig gleicher Profilbeschaffenheit des Bodens eine etwas von der stallmistgedüngten Fläche abweichende Beschaffenheit. Die humose Erde der Krumenschicht fühlt sich bindiger an und ist in trockenem Zustande nicht so intensiv schwarzbraun gefärbt wie diejenige des Vergleichsstückes. In freundlicher Weise von Herrn Ing. H. S c h i l l e r (Landw.-chemische Bundesversuchsanstalt in Linz) durchgeführte Untersuchungen ergaben, daß der begüllte

Boden aus Schichttiefen von 0—4 und 10—14 cm beim Ausschütteln mit dest. Wasser zwar einen höheren Gehalt an Kolloidteilchen aufwies, daß aber bei der Dispergierung mit 0,2% Li_2CO_3-Lösung der mit Stallmist gedüngte Boden wesentlich reicher an Kolloidsubstanz war und außerdem in der ersten Kolloidfraktion eine Beständigkeit gegenüber dem Lithiumsalz aufwies. Auffallend war ferner, daß die Bodensuspension wie nachher die Koagelvolumen der drei Kolloidfraktionen bei dem mit Stallmist gedüngten Boden eine schwarzbraune, bei dem begüllten Boden aber eine rostbraune Farbe aufweisen. Dies deutet auf eine verschiedene Beschaffenheit der humosen Stoffe in beiden Böden hin. Im Laboratorium der Bundesanstalt für alpine Landwirtschaft in Admont durchgeführte Analysen ergaben, daß der mit Stallmist gedüngte Boden besonders in der Schicht von 10—14 cm Tiefe einen geringfügig höheren Gehalt an azetylbromidunlöslicher organischer Substanz bei nahezu gleichem Gehalt an gesamtorganischer Substanz (nach W a l k l e y) aufweist als der begüllte Boden. Er ergab demnach auch einen etwas höheren Zersetzungsgrad (nach U. S p r i n g e r) für die organische Substanz des mit Stallmist gedüngten Bodens. Das Porenvolumen des begüllten Bodens erwies sich als um 3% niedriger als dasjenige des mit Stallmist gedüngten, und die Wasserbeweglichkeit als geringer. Die in freundlicher Weise von Herrn Ing. S c h l e i f e r am Bundesversuchsinstitut für Kulturtechnik und technische Bodenkunde in Petzenkirchen am Kapillarimeter ermittelten Saugspannungs-Wassergehalt-Linien zeigen besonders für die aus 10—14 cm Schichttiefe entnommenen Proben deutliche Unterschiede zwischen den beiden Vergleichsböden. Wenn auch die vorher zum Zwecke der Porenvolumensbestimmung bei 80° C getrockneten Proben keine exakte Prüfung der Wasserbeweglichkeit im Boden mehr zuließen, so lassen die Untersuchungsergebnisse doch deutlich erkennen, daß der Anteil leicht beweglichen Wassers am Gesamtwassergehalt bei voller Sättigung im begüllten Boden geringer ist als im unbegüllten.

Ohne hier auf die Veränderungen der Bodenstruktur und des Bodenchemismus im Zusammenhang mit intensiver Begüllung näher einzugehen, sollten die vorstehenden Daten doch darauf hinweisen, daß durch die zwanzigjährige Einwirkung intensiver Begüllung im Beispiel Stumm merkliche Veränderungen in den Bodeneigenschaften eingetreten sind. Diese Veränderungen dürften neben der verschiedenen Beschaffenheit der zugeführten organischen Düngung und neben der wohl besonders ins Gewicht fallenden unterschiedlichen Wasserzufuhr für die biologischen Veränderungen verantwortlich sein, deren Vollzug die in Tabelle 10 bis 11 zusammengestellten Befunde bekunden.

Vergleichen wir zunächst die Besatzdichten der Böden in den jeweils benachbarten begüllten und beregneten, beziehungsweise nur mit Stallmist gedüngten Flächen auf Grund der Gegenüberstellung in der Tabelle 10, so fallen schon hierbei beträchtliche Unterschiede auf. Die Nematodenzahlen liegen in beiden untersuchten Beispielen im begüllten Boden höher als in dem mit Stallmist gedüngten. Der Unterschied steigt offenbar mit der Intensität der Begüllung und Beregnung, derart, daß auf den Talflächen die mit Stallmist versorgte Fläche zu beiden Terminen nur noch wenig mehr als die Hälfte der Besatzzahl der Vergleichsparzelle aufweist. Ähnlich scheinen sich gewisse Fliegenlarven zu verhalten, während die Collembolen offenbar durch schwächere Gülle- und Reinwassergaben gefördert, durch die starke Bewässerung des Talbodens aber geschädigt werden. Bei den Milben, die, wie die Untersuchung der Grünlanddüngungsversuche gezeigt hat, schon durch Stallmistdüngung beeinträchtigt werden, bedeutet Gülle eine noch stärkere Schädigung. Die besonders auf dem ebenen Talboden auch auf der Vergleichsparzelle sehr geringe Besatzzahl sinkt unter der Einwirkung von Gülle und starker Bewässerung nahezu auf Null herab.

Die tieferen Ursachen der Verschiebungen in den Besatzverhältnissen mit Bodenkleintieren werden offenbar, wenn man die in Tabelle 11 ersichtlichen Unterschiede im Artenbestand der verglichenen Böden beachtet. Es zeigt sich dann, daß die in den stallmistgedüngten Flächen nahezu fehlende Nematodenfamilie der *Anguillulidae* in den begüllten Böden stark hervortritt, daß unter den Milben die räuberisch lebenden *Parasitiformes* und *Trombidiformes* um so mehr zurücktreten, je mehr Gülle und Reinwasser auf die betreffende Fläche gebracht werden und daß auch der größte Teil der humusproduzierenden Oribatiden, ja selbst der zu den häufigsten Bodenbewohnern gehörende *Onychiurus armatus* s. l. zugrunde gehen. Einige als sehr feuchtigkeitsliebend bekannte Arten wie die Oribatide *Scheloribates laevigatus* und der Collembole *Isotomurus palustris* werden durch die regelmäßige Durchfeuchtung des Bodens mit Dünngülle und Reinwasser wesentlich gefördert. Ebenso ist die Zunahme der Häufigkeit bei den düngerliebenden Collembolen *Onychiurus fimetarius*, *Lepidocyrtus cyaneus* und auch bei *Folsomia quadrioculata* in den Gülleparzellen deutlich erkennbar.

Die bodenbiologische Wirkung intensiver Begüllung zusammenfassend, kann gesagt werden, daß diese Düngungsform eine tiefgreifende Veränderung in der Bodenfauna bewirkt. Dieselbe wird individuen- und artenärmer, also weniger leistungsfähig und weniger ausgeglichen. Damit ist nicht nur eine Massenvermehrung von Schädlingen, welche die Gülle- und Bewässerungswirkung gut ertragen, erleichtert, sondern auch die Leistung der Bodentiere für die Erhaltung und Erhöhung der Bodenfruchtbarkeit herabgesetzt. Der Befund der Kolloidanalyse und der chemischen Untersuchung der Böden, wonach der Humifizierungsgrad der organischen Substanz in den begüllten Böden ein geringerer ist als in den mit Stallmist gedüngten, mag hiemit zusammenhängen. Sichere Aussagen hierüber werden aber erst nach Durchführung weiterer umfassender Untersuchungen gemacht werden können. Eines wird aber bereits aus den vorliegenden Daten verständlich: die auf die Dauer negative Wirkung intensiver Begüllung auf rein ackerbaulich genutzten Flächen. Auf Dauergrünland und Kleegrasflächen schützt die dichte Durchwurzelung der Oberkrume das Erdreich vor Verschlämmung. Dort sorgt auch die Pflanzendecke, wie aus der einschlägigen Literatur einhellig hervorgeht, für Ergänzung des Humusvorrates und für die Erhaltung der Bodengare. Anders ist dies bei Ackerfruchtfolgen, in denen garenegative Monokulturen überwiegen und zwischen diesen größere Vegetationspausen liegen. Hier wird intensive Begüllung, die notwendig in die Lücken zwischen zwei aufeinanderfolgenden Früchten verlegt werden muß, schwerste Schädigungen an Bodenstruktur und Bodenleben verursachen.

Eine interessante Ergänzung der bei den Untersuchungen über die Güllewirkung im Zillertal gewonnenen Erfahrungen geben diejenigen, die auf Flächen gewonnen werden, auf welche mittlere bis sehr große Mengen von organische Stoffe enthaltenden Industrieabwässern gebracht werden. Es sei deshalb nachfolgend über unsere diesbezüglichen Befunde berichtet.

4. Der Einfluß der Verrieselung von Abwässern der Kartoffelstärkeerzeugung auf die Bodenfauna

Im Betriebe der Kartoffelverwertungsgesellschaft in Gmünd fallen bei der Kartoffelstärkeerzeugung sehr große Mengen industrieller Abwässer (bis zu 3200 m³ täglich) an. Nach freundlicher Mitteilung des Werkes sind in 100 Tonnen Abwasser im Durchschnitt 256 kg Stickstoff, 604 kg Kali und 17,3 kg Phosphorsäure enthalten. Diese Mengen können aber nicht als Düngerwert betrachtet werden, da sie durch die Vorbehandlung des Abwassers, die dieses erfährt, bevor es verrieselt oder verregnet wird, eine bedeutende Verminderung erfahren. Diese Vorbehandlung setzt sich nach Angabe des Werkes aus der teilweisen Absetzung organischer Stoffe in zwei hintereinander geschalteten Klärteichen, aus der Belüftung in der Kaskade zwischen den beiden Teichen und aus den Veränderungen bei der Verteilung auf die Rieselflächen zusammen. Das beim Teich I ankommende Abwasser enthält nach Angabe des Werkes nur noch 3.220–6.781 mg/l Abdampfrückstand bei 105°, wovon 858–1,381 mg/l als Glührückstand bei 650° zurückbleiben. Auch von diesem Trockensubstanzgehalt geht auf dem Wege bis zur Entnahme aus Teich II noch ein erheblicher Prozentsatz durch Absetzen und Auslaufen verloren; darüber, wie groß dieser Verlust ist, bestehen keine Untersuchungen. Rechnet man, um ein annäherndes Bild über die Düngerwirkung des Abwassers zu gewinnen, mit den zweifellos zu hohen Werten, die am Einfluß in Teich I ermittelt wurden, so sind im Mittel 5.000 mg/l Abdampfrückstand mit 1.125 mg/l Glührückstand anzusetzen. Hieraus errechnet sich für 2000 mm Rieselmenge pro Jahr eine jährliche Düngung mit 60–100 kg Reinstickstoff, 120–200 kg Reinkalk, ganz geringen Mengen Reinphosphorsäure und schätzungsweise 700–800 kg organische Substanz je 1 Hektar Fläche. Auch wenn man das Gewicht der organischen Substanz, um sie mit Stallmist von im Durchschnitt 25% Trockenmasse vergleichen zu können, vervierfacht, ergibt dies noch so unbedeutende Mengen an organischer Düngung, daß deren Wirkung kaum ins Gewicht fallen kann. Da die verrieselte bzw. verregnete Abwassermenge im Jahre 1940 zwischen 1.800 und 14.000 mm als dem Extremwert auf einer allerdings sehr begrenzten Pufferfläche lag, können die errechneten Zahlen mit einem gewissen Abschlag für die mit 1.800 mm beschickten Flächen in Ansatz gebracht werden. Auf der mit der enormen Menge von 14.000 mm Abwasser beschickten Fläche liegen die Verhältnisse natürlich wesentlich anders. Auf diese Fläche wurden im Jahre 1949 nicht nur ganz enorme Mengen von mineralischen Reinnährstoffen, nämlich 420–700 kg Stickstoff und 840–1400 kg Kali, sondern auch 5000 kg und mehr als organische Substanz eingebracht, was einer mittleren Stallmistgabe von über 200 q/ha entspricht. Von den in gelöster Form aufgebrachten Mineralsalzen ist bei der enormen Flüssigkeitsmenge wohl ein großer Teil aus dem seichtgründigen leichten Oberboden in den Untergrund ausgewaschen worden, die organischen Stoffe wurden aber in der Mehrheit an der Bodenoberfläche zurückgehalten und waren an dieser schon im Jahre 1949 als dünner grünlichbrauner Überzug sichtbar.

Da weder über die Wirkung so großer Wassermengen noch über die der damit ausgebrachten leicht zersetzlichen organischen Abfallstoffe auf das Bodenleben Erfahrungen vorliegen, hat mich das Amt der niederösterr. Landesregierung, Landesamt B/4, ersucht, diesbezüglich Untersuchungen anzustellen.

Es wurden zu diesem Zwecke bereits am 2. Juni 1949 von mir selbst und ein zweites Mal am 10. Oktober 1950 von meinem Mitarbeiter Dr. P. G u n h o l d im Abwasserverrieselungsgebiete Bodenproben zur Untersuchung auf ihren Besatz mit Kleintieren entnommen. Die Probeflächen wurden in beiden Fällen so gewählt, daß von Natur aus weitgehend gleiche Böden mit gleicher Nutzung und annähernd gleichartigen nahe benachbarten Standorten, jedoch mit verschieden starker Berieselung miteinander verglichen wurden.

Ich teile im folgenden zunächst die Ergebnisse der biologischen Bodenuntersuchungen aus dem Jahre 1949 mit.

Damals wurden in der Wolfauer Ried bei Gmünd drei Probeflächen untersucht: 1. ein mit Rasen bewachsener unberieselter Rain (Probenummer L 43); 2. eine Kleegrasparzelle im Bereiche der sogenannten Pufferfläche unmittelbar neben dem Stauteich (Probenummer L 42); 3. eine Kleegrasfläche in etwas größerer Entfernung von diesem (Probenummer L 44), wohin bis zu diesem Zeitpunkte noch nicht so viel Abwasser gebracht worden war. Von jeder Fläche wurden in der üblichen Weise aus jeder untersuchten Schichttiefe je 5 Rahmenproben entnommen.

In quantitativer Hinsicht hatte damals der Vergleich der Analysen ergeben, daß die Zahl der Nematoden (Fadenwürmer) mit zunehmender Rieselmenge zurückging. Ebenso zeigte sich ein Absinken der Collembolenmenge mit zunehmender Berieselung.

In qualitativer Hinsicht ergab die Untersuchung aller drei Proben einen sehr geringen Artenbesatz der von Natur aus humus- und tonarmen, zumeist auch seichtgründigen Verwitterungsböden über dem kristallinen Untergrund des Geländes. An Milben und Collembolen wurden damals die folgenden Arten festgestellt:

L 43 (unberieselter Rasen)	L 44 (schwächer berieseltes Kleegras)	L 42 (stark berieseltes Kleegras)

M i l b e n :

a) *O r i b a t e i :*

Trichoribates novus	*Ceratozetes gracilis*	*Malaconothrus globifer*
Protoribates spec.	*Scheloribates laevigatus*	*Trichoribates novus*
Scheloribates laevigatus	*Malaconothrus globifer*	*Ceratozetes gracilis*
Punctoribates punctum	*Trichoribates novus*	*Scheloribates laevigatus*
Notaspis coleoptratus	*Peloptulus phaenotus*	*Protoribates* spec.
Ceratozetes gracilis	*Punctoribates punctum*	*Punctoribates punctum*
	Protoribates spec.	*Peloptulus phaenotus*

b) *P a r a s i t i f o r m e s :*

Zercon spec.	*Zercon* spec.	*Lasioseius* spec.
Lasioseius spec.	*Lasioseius* spec.	*Pergamasus* spec. ♀
Pergamasus spec.	*Episeius* spec.	
Ololaelaps cf. *placentula*	*Veigaia kochi*	
Episeius spec.		
Uroplitella spec.		
Uropodidae-Nymphen		
Cyta cf. *latirostris*		

Collembola:

Folsomia 4-oculata	*Isotoma tigrina*	*Isotoma tigrina*
Isotoma notabilis	*Lepidocyrtus cyaneus*	*Isotoma olivacea*
Isotoma olivacea	*Isotoma notabilis*	*Isotoma notabilis*
Onychiurus armatus	*Onychiurus* (indet.)	*Lepidocyrtus cyaneus*
„ spec. (cf. *furcifer*)	*Folsomia 4-oculata*	
Pseudisotoma sensibilis		
Tullbergia quadrispina		

Die vorstehende Zusammenstellung läßt deutlich die Abnahme der Artenzahl erkennen. Im einzelnen ist hervorzuheben, daß unter den Milben die räuberisch lebenden *Parasitiformes*, die im Boden eine Art „Gesundheitspolizei" durchführen, mit zunehmender Berieselung am stärksten abnehmen. Unter den Collembolen beginnt sich eine Umstellung auf saprobe Arten wie *Lepidocyrtus cyaneus* und *Isotoma tigrina* auf den berieselten Flächen bemerkbar zu machen. Die Artenzusammensetzung der Nematodenfauna konnte im Jahre 1949 mangels eines Bearbeiters nicht ermittelt werden.

Im Jahre 1950 wurden in der Wolfauer Ried bei Gmünd wieder vier Probeflächen untersucht und zwar: 1. ein Acker südwestlich des Stauteiches und der Aufseherhütte (Probenummer L 141), im Jahre 1950 mit Hafer bebaut, Stoppeln noch nicht gestürzt, bisher unberieselt; 2. ein Acker daneben (Probenummer L 142), gleichfalls im Jahre 1950 mit Hafer bebaut, Stoppeln noch nicht gestürzt, im Oktober 1949 mit 275 mm Abwasser berieselt, seitdem nicht mehr; 3. eine Grünlandfläche im Revier 3 südwestlich vom Ehrendorfer Teich, die seit fünf Jahren berieselt worden war und im Jahre 1949 allein 1800 bis 2000 mm Rieselmenge erhalten hatte (Probenummer L 143); schließlich 4. die mit Rasen bedeckte Pufferfläche vor der Aufseherhütte am Teich, die im Jahre 1949 die enorme Menge von 14.000 mm Rieselflüssigkeit aufgenommen hatte. Die Untersuchung der im Jahre 1950 entnommenen Proben ergab in quantitativer Hinsicht das folgende Bild.

Tiergruppe	Schicht cm	L 141 nicht berieselt Haferfeld einzeln	L 141 Summe	L 142 1 Jahr berieselt Haferfeld 275 mm	
Nematoden	0– 4	684.320		425.182	
	10–14	432.640	1,116.960	742.768	1,167.950
Milben	0– 4	3.290		565	
	10–14	5.490	8.780	755	1.320
Collembolen	0– 4	8.480		8.690	
	10–14	3.010	11.490	2.005	10.695
Fliegen	0– 4	84		—	
	10–14	—	84	—	—
Fliegenlarven	0– 4	—		146	
	10–14	—	—	—	146
Myriopoden	0– 4	—		—	
	10–14	42	42	84	84
Käfer	0– 4	—		—	
	10–14	—	—	—	—
Käferlarven	0– 4	—		—	
	10–14	42	42	42	42

Tiergruppe	Schicht	L 143 Grünland 1.800 mm		L 144 Grünland berieselt 14.000 mm	
Nematoden	0– 4	882.256		1,611.184	
	10–14	604.448	1,486.704	2,402.608	4,013.992
Milben	0– 4	918		20.370	
	10–14	122	1.040	1.835	22.205
Collembolen	0– 4	4.490		1.250	
	10–14	210	4.700	145	1.395
Fliegen	0– 4	—		—	
	10–14	—	—	—	—
Fliegenlarven	0– 4	42		84	
	10–14	—	42	—	84
Myriopoden		—	—	—	—
Käfer		—	—	—	—
Käferlarven		—	—	—	—

Es zeigt sich mit zunehmender Berieselung ein langsames Absinken der Collembolenzahlen, während die Zahlen für Nematoden und Milben nach einem Rückgang bei schwacher Berieselung bei starker Abwasserzufuhr beträchtlich ansteigen. Die neuerliche Zunahme ist mit einer Umstellung im Artenbestand verbunden. Dies ergibt sich aus den folgenden qualitativen Zusammenstellungen.

Der Nematodenbesatz der im Jahre 1950 untersuchten Proben:

	L 141	L 142	L 143	L 144
Dorylaimus obtusicaudatus	+	+	+	+
Dorylaimus longicaudatus	+	+	+	
Dorylaimus macrodous			+	
Dorylaimus bastiani			+	
Tripyla filicaudata	+	+		
Mononchus papillatus			+	
Mononchus micrurus				+
Rhabditis monohystera		+	+	
Rhabditis spec.		+		+
Rhabditis spec.				+
Diplogaster spec.			+	+
Diplogaster spec.				+
Rotylenchus multicincta	+	+		+
Aphelenchus spec.	+	+	+	
Aphelenchoides spec.			+	

In den berieselten Böden treten in mit der Rieselmenge zunehmendem Maße saprobe Fadenwurmarten aus den Gattungen *Rhabditis* und *Diplogaster* auf. Dies läßt erkennen, daß an Stelle der normalen humosen Zersetzung der organischen Rückstände Fäulnisprozesse getreten sind.

Der Milben- und Collembolenbesatz zeigt das folgende Bild. (Die Zahlen hinter den Arten geben den Prozentanteil an, wobei die Gesamtmenge der Milben und die der Collembolen jeweils als 100% angenommen wurde).

Milben:

a) *Oribatei:*

L 141	%	L 142	%
Punctoribates punctum	34	Scheloribates laevigatus	28
Oppia minus	28	Oribella paolii	24
Scheloribates laevigatus	10	Punctoribates punctum	18
Oribella paolii	4	Protoribates spec.	10
Notaspis coleoptratus	1	Ceratozetes gracilis	8
Oppia spec.	1	Hypochthonius rufulus	4
Hypochthonius rufulus	1	Oppia spec.	1
Ceratozetes gracilis	1	Eremaeus oblongus	1

L 143	%	L 144	%
Punctoribates punctum	29	Ceratozetes gracilis	70
Scheloribates laevigatus	19	Galumna nervosus	16
Notaspis coleoptratus	10	Scheloribates laevigatus	2
		Punctoribates punctum	4
		Nothrus palustris	1
		Notaspis coleoptratus	2
		Phthiracarus spec.	1
		Ceratoppia bipilis	1
		Belba spec.	1
		Protoribates spec.	1

b) *Parasitiformes:*

L 141	%	L 142	%
Pergamasus runcatellus	7	Veigaia kochi	4
Pachylaelaps furcifer	4	Ledermülleria clavata	1
Veigaia kochi	2	Camerothrombidium spec.	1
Ololaelaps placentula	3		
Lasioseius spec.	4		

L 143	%	L 144	%
Veigaia kochi	4	Veigaia kochi	1
viele Nymphen	38		

Collembola:

L 141		L 142	%
Folsomia 4-oculata	71	Onychiurus armatus	29
Isotoma notabilis	12	Folsomia 4-oculata	27
Onychiurus armatus	9	Tullbergia affinis	23
Tullbergia 4-spina	3	Isotoma notabilis	20
Hypogastrura armata	3	Lepidocyrtus cyaneus	1
Onychiurus furcifer	1		
Isotomiella minor	1		

L 143		L 144	
	%		%
Isotoma notabilis	27	*Lepidocyrtus cyaneus*	78
Isotoma viridis	24	*Isotomiella minor*	10
Folsomia 4-oculata	22	*Isotoma viridis*	6
Tullbergia 4-spina	16	*Tullbergia affinis*	3
Onychiurus armatus	9	*Lepidocyrtus ruber*	1
Isotomiella minor	1	*Onychiurus armatus*	1
Lepidocyrtus cyaneus	1	*Pseudisotoma minuta*	1

Es ergibt sich im wesentlichen dasselbe Bild, das bereits die Proben des Jahres 1949 erkennen ließen: die ursprünglich ausgeglichene Milbengemeinschaft wird gestört. Es fallen nahezu alle *Parasitiformes* aus und unter den Oribatiden verschwinden einzelne wie *Oppia minus*, während andere eine Übervermehrung erfahren *(Ceratozetes gracilis, Galumna nervosus).* Bei den Collembolen treten *Folsomia 4-oculata, Isotoma notabilis* und zuletzt auch *Onychiurus armatus* zu Gunsten von Leitformen stark organisch gedüngter Flächen wie *Lepidocyrtus cyaneus* zurück.

Die Umstellung des Artenbestandes zeigt demnach unter dem Einfluß der Abwasserverrieselung dieselbe Entwicklungstendenz, die auch bei sehr starker organischer Düngung, vor allem bei Anwendung großer Güllemengen, zu beobachten ist. Die Entwicklung schreitet bei der Verrieselung so enormer Mengen von Abwasser der Kartoffelstärkeerzeugung, wie sie in Gmünd auf einzelne Flächen gebracht wurden, aber so weit fort, wie dies auf normal gepflegten landwirtschaftlichen Flächen wohl nie der Fall ist. Sie zeigt einen Extremzustand an, der alle Zeichen einer schweren Störung der ursprünglich ausgeglichenen Organismengemeinschaft des Bodens aufweist. Damit ist ein Zustand erreicht, in dem zweifellos nicht bloß die Erhaltung der Bodengare in Frage gestellt ist, sondern auch die Gefahr der Massenvermehrung phytopathogener Mikroben und Kleintiere außerordentlich erhöht erscheint.

Vergleicht man die bodenbiologische Wirkung der Abwasserverrieselung in Gmünd mit der der Begüllung und Beregnung in Stumm so ergeben sich einige bemerkenswerte Parallelen, aber auch gewisse Unterschiede. Übereinstimmend ist die weitgehende Veränderung der Bodenfauna bei Zufuhr großer Mengen von Flüssigkeit. Übereinstimmend ist ferner das Auftreten von Arten, die Anhäufungen sich rasch zersetzender organischer Stoffe als Aufenthalt bevorzugen, bei Düngung mit reichlichen Mengen organischer Substanz. So treten in gleicher Weise auf der stark begüllten Talfläche in Stumm wie auf der Pufferfläche bei Gmünd Nematodenarten aus der Familie der *Anguillulidae* auf. Ebenso werden düngerliebende Collembolen, vor allem *Lepidocyrtus cyaneus,* in beiden Fällen stark gefördert.

Erhebliche Unterschiede bestehen dagegen im Verhalten der Milben. Während im Gefolge der Güllewirkung die räuberisch lebenden *Parasitiformes* und *Trombidiformes* über die *Oribatei* das Übergewicht erlangen, werden durch die Verrieselung der enormen Abwassermengen die *Oribatei* offensichtlich weniger geschädigt als die beiden anderen Gruppen. Auch im Verhalten einzelner Arten bestehen bemerkenswerte Unterschiede. So tritt zum Beispiel die Milbe *Scheloribates laevigatus* in Stumm auf der stark begüllten und bewässerten Fläche dominant auf, während sie durch die Abwasserverrieselung bei Mengen bis zu 1800 mm gefördert wird, bei der sehr großen Nässe der Pufferfläche aber ihr Optimum deutlich bereits überschritten hat. Gleiches scheint für *Isotoma notabilis* zu gelten, während *Isotomiella minor* sichtlich große Nässe recht gut verträgt.

Die Ursachen des verschiedenen Verhaltens der Bodentiere auf den in Stumm bzw. bei Gmünd untersuchten Flächen bestehen offenbar einerseits in der unterschiedlichen Menge der dem Boden zugeführten organischen Substanz und anderseits in der unterschiedlichen Menge Wasser, die im einen und im anderen Falle auf den Boden gebracht worden sind. In Stumm überwiegt auch auf der stark beregneten Talfläche die Wirkung der organischen Düngung. Die Talflächen erhalten dort mit rund 1100 cm^3 Gülle im Jahre, wobei das Kot-Wasserverhältnis selten weiter sein dürfte als 1 : 5, alljährlich eine Düngermenge, die einer reichlichen Stallmistgabe entspricht. In Gmünd wird dagegen erst mit der Maximalmenge von 14.000 mm Abwasser eine organische Düngung erreicht, die einer mittleren Stallmistgabe entspricht. Dafür bleibt die Wasserzufuhr auch auf den Talflächen, auf denen in Trockenperioden alle drei Tage 22 mm Reinwasser verregnet werden, weit hinter der Wasserzufuhr zu den Rieselflächen bei Gmünd zurück. Selbst wenn wir mit drei Trockenmonaten im Jahr zu je 10 Beregnungstagen rechnen, kommen wir, die mit der Gülle ausgebrachte Wassermenge eingerechnet, in Stumm höchstens auf 700 mm zusätzlichen Niederschlag. Es empfängt also in Gmünd schon die schwächer berieselte Grünlandfläche rund das Zweieinhalbfache dieser Menge bei nur wenig niedrigerem natürlichem Jahresniederschlag. Es ist wichtig, sich diese Unterschiede vor Augen zu halten. Gerade weil die beiden Faktoren organische Düngung und Wasser in den beiden untersuchten Fällen in verschiedener Intensität zur Wirkung gekommen sind, ist der Vergleich der ausgelösten Wirkungen besonders interessant.

5. Die Wirkung mehrtägiger Überstauung des Bodens mit Wasser auf die Bodenfauna

Zum Abschluß seien als immerhin wertvolle Ergänzung noch einige biologische Bodenuntersuchungen mitgeteilt, die darüber Aufschluß geben, wie sich eine mehrtägige Überstauung der Bodenoberfläche mit Wasser auf die Bodenfauna auswirkt. Dieselben sind im Zusammenhange mit den vorstehend mitgeteilten Ergebnissen von Interesse, weil sie gewisse Rückschlüsse auf die Wirkung des Wasserfaktors bei der Zufuhr sehr großer Gülle- oder Abwassermengen ermöglichen.

Das Katastrophenhochwasser, von dem das steirische Ennstal im August 1949 heimgesucht wurde, gab Gelegenheit, den Einfluß mehrtägiger Überstauung mit Wasser auf solchen Flächen zu studieren, die sonst nicht überschwemmt werden. Ich habe deshalb bei Rückgang des Hochwassers auf der Ried Sauhappen an der Enns westlich von Admont auf einer Ackerfläche von dem kurz vorher überschwemmten und von dem etwas höher gelegenen vom Hochwasseer nicht mehr erreichten Feldteil aus zwei Schichttiefen je 5 Bodenproben mit Stechrahmen entnommen und auf den Besatz mit Kleintieren untersucht. Die untersuchte Parzelle war mit Sommergerste bebaut gewesen, die Gerste war unmittelbar vor dem Katastrophenunwetter geschnitten worden und lag noch in Garben auf dem Felde. Der untersuchte Boden war ein grauer

Auboden von überwiegend feinsandiger Beschaffenheit. Probe I war auf einer Fläche entnommen, die vom 16. bis 19. August 1949 unter Wasser gestanden hatte, während Probe II vom benachbarten, nicht überschwemmten Teile des Ackers entnommen wurde. Beide Proben wurden am 26. August 1949 eingebracht, also 7 Tage, nachdem Fläche I wieder hochwasserfrei geworden war. Der Boden der vorübergehend vom Ennshochwasser überstauten Fläche war zu diesem Zeitpunkte oberflächlich stark verschlämmt und noch sehr feucht. Trotzdem fanden sich beim Graben in der obersten Bodenschicht zahlreiche Regenwürmer der Arten *Lumbricus rubellus* Hoffm. und *Allolobophora rosea* Sav. sowie zahlreiche Enchytraeiden.

Auf 1 m² Fläche berechnet wurde folgender Kleintierbesatz festgestellt:

	Probe I überschwemmt in der Schicht von		Probe II nicht überschwemmt in der Schicht von	
	0—4 cm	10—14 cm	0—4 cm	10—14 cm
Nematoden	97.728	128.640	445.632	—
Enchytraeiden	—	—	—	38
Myriopoden	—	38	—	—
Käfer	38	—	144	38
Käferlarven	115	—	38	—
Fliegen	192	—	76	76
Formiciden	—	—	38	—
Milben in Summe	422	230	1.113	268
Microtrombidium pusillum Herm.	40	—	—	268
Trhypochthonius spec.	191	—	—	—
Eremaeus oblongus C. L. Koch	—	—	38	—
Protoribates spec.	191	—	267	—
Mycobates caroli Schweizer	—	—	77	—
Punctoribates punctum C. Koch	—	—	38	—
Notaspis coleoptratus L.	—	40	—	—
Notaspis punctatus Nic.	—	—	655	—
Phthiracarus spec.	—	—	38	—
Steganacarus striculus C. Koch	—	190	—	—
Collembolen in Summe	345	38	3.168	576
Hypogastrura manubrialis Agren	50	—	—	—
Hypogastrura succinea Gisin	—	—	880	41
Brachystomella parvula Schäff.	50	38	880	41
Anurida granulata Agren	—	—	88	—
Onychiurus armatus Tullb. s. l.	—	—	440	82
Tullbergia krausbaueri C. B.	—	—	—	82
Tullbergia affinis C. B.	—	—	440	166
Tullbergia quadrispina L. P.	—	—	—	82
Folsomia 4-oculata Tullb.	50	—	352	—
Folsomia multiseta Stach	—	—	—	41
Folsomia candida Willm.	95	—	—	—
Isotoma viridis Bourl.	—	—	88	—
Pseudosinella spec.	50	—	—	—
Sinella myrmecophila Reut.	—	—	—	41
Sminthurus spec.	50	—	—	—

Der Vergleich des Tierbesatzes der beiden Proben läßt erkennen, daß vor allem bei den wenig beweglichen Milben und Collembolen im Zusammenhang mit der Überschwemmung eine starke Verminderung der Besatzdichte erfolgt ist. Auch die Artenzahl ist bei den Milben von insgesamt 7 auf 5, bei den Collembolen von 11 auf 6 zurückgegangen. Unter den Milben sind vor allem die *Oribatei* der Überschwemmung zum Opfer gefallen unter den Collembolen vor allem solche Arten, die wie *Onychiurus armatus* s. l. und die *Tullbergia*-Arten vorwiegend die tieferen Bodenschichten bewohnen. Bei den größeren Arthropoden sind die Unterschiede zwischen den beiden Flächen verwischt, weil in den 7 Tagen seit dem Rückgang des Hochwassers bereits wieder eine Rückwanderung der am Rande des Innundationsgebietes angeschwemmten Individuen in das vom Wasser freigegebene Gelände erfolgt war.

Vergleicht man die bodenbiologische Wirkung der Hochwasserüberschwemmung mit derjenigen starker Begüllung und vor allem intensiver Abwasserverrieselung, so sind gewisse Parallelen nicht zu verkennen. Hier wie dort erfolgt eine Abnahme des Tierbesatzes und hier wie dort auch eine Verminderung der Artenmannigfaltigkeit. Unter den Milben und Collembolen sind es zum Teile sogar dieselben sonst weitverbreiteten Arten, die gänzlich verschwinden oder doch sehr selten werden. Solche Arten sind die Oribatiden *Oppia minus, Punctoribates punctum* und *Notaspis punctatus*. Unter den Collembolen ist vor allem der in Böden mit normalem Wasserhaushalt allenthalben sehr häufige *Onychiurus armatus* s. l. zu nennen. Diese Art scheint bei starker Bewässerung oder vorübergehender Überflutung der Bodenoberfläche vollständig zugrunde zu gehen.

Zusammenfassung

Die in dieser Arbeit mitgeteilten Untersuchungsergebnisse beziehen sich auf ganz verschieden gedüngte, zum Teil sogar nur düngend bewässerte und im letzten Falle bloß mit Hochwasser überstaute Flächen. Es ist erforderlich, die gewonnenen Resultate miteinander zu vergleichen und zu versuchen, daraus Gesetzmäßigkeiten von allgemeinerer Gültigkeit abzulesen, soweit das auf Grund des immer noch beschränkten Untersuchungsmateriales bereits möglich ist. Versuchen wir dies zum Schlusse zu tun, dann können wir folgendes festhalten.

1. Stallmist bewirkt sowohl bei Einackerung des Mistes in den Boden als auch bei oberflächlicher Düngung von Grünlandflächen eine Erhöhung der Gesamtzahl in der Erde lebender Kleintiere. Diese Erhöhung äußert sich besonders stark im Nematodenbesatz, sie ist aber auch im Besatz mit Enchytraeiden, Collembolen und Fliegenlarven deutlich ausgeprägt. Die Milben verhalten sich unterschiedlich. In dem schon lange Zeit hindurch alle paar Jahre mit Stallmist gedüngten Boden des Stallmistdüngungsversuches am Hoffeld bei Admont erfuhr ihre Zahl durch die Düngung eine leichte Vermehrung, während auf den Dauergrünlandflächen durch die Stallmistgabe eine Verminderung der Milbenanzahl eintrat.

2. Dieses unterschiedliche Verhalten wird verständlich, wenn man die Wirkung des Stallmistes auf die Artenzusammensetzung der Bodenfauna untersucht. Es zeigt sich dann, daß die Stallmistdüngung die Artenzusammensetzung der Bodenfauna tiefgreifend verändert. Bei Nematoden und Collembolen tritt eine starke Vermehrung der Artenzahl ein. Hierbei treten unter den Nematoden bei normalen Stallmistgaben noch keine detritophilen Arten, wie z. B. Vertreter der Gattungen *Rhabditis* und *Diplogaster* auf, sondern die Artenvermehrung erfolgt anscheinend ohne gesetzmäßige Begünstigung bestimmter Arten. Unter den Collembolen sind es dagegen stets ganz bestimmte, auch in gestapeltem Stallmist stets zahlreich vorhandene Formen, die eine starke Vermehrung erfahren. Als solche sind *Lepidocyrtus cyaneus, Onychiurus fimetarius* und *Isotoma notabilis* zu nennen. Neben diesen werden auch in ungedüngten Böden häufige Arten wie *Onychiurus armatus* s. l. und *Tullbergia quadrispina* durch die Stallmistdüngung stark gefördert. Bei den Milben tritt im Gegensatz zu den Collembolen im Gefolge der Stallmistdüngung eine Verminderung der Artenzahl ein. Diese äußert sich besonders deutlich auf Böden, die zuvor noch keine organische Düngung erhalten hatten, wie dies auf den Versuchsparzellen am Südhang der Kaiserau der Fall war. In solchen Fällen weisen die ungedüngten Parzellen noch alle jene Arten auf, die wie *Ledermülleria segnis, Hypochthonius rufulus* und *Oppia fallax obsoleta* bei Düngung des

Bodens mit Stallmist alsbald verschwinden. In regelmäßig mit Stallmist gedüngten Böden verbleiben schließlich nur solche Arten, die durch Düngung nicht geschädigt, ja sogar gefördert werden. Dies erklärt das Ansteigen des Milbenbesatzes am Hoffelde bei Admont im Gefolge der Stallmistdüngung.

3. Wesentlich anders ist die Wirkung mineralischer Düngung. Sie führt bei Nematoden zu einer überraschenden Verminderung der Besatzdichte, die eine ähnliche Verminderung des Bakterienbesatzes erwarten läßt. Diese Wirkung bleibt aus oder wird doch sehr stark abgeschwächt, wenn gleichzeitig mit Stallmist gedüngt wird. Umgekehrt erfährt der Milbenbesatz durch die mineralische Volldüngung eine sichtliche Förderung, die wahrscheinlich auf dem Umwege über die sich vergrößernde Wurzelmasse der gedüngten Pflanzen vor sich geht. Auch diese bodenbiologische Feststellung spricht gleich vielen anderen Beobachtungen für die kombinierte organische und mineralische Düngung. Die Förderung der Collembolen im mineralisch gedüngten Dauergrünlandboden ist wohl eine Folge der besseren Bodenbeschattung durch den infolge der Düngung üppiger wachsenden Rasen.

4. Eine ganz andere Wirkung übt die Gülle aus, besonders dann, wenn gleichzeitig auch noch während der trockenen Jahreszeit bewässert wird. Die zusätzliche Wassergabe verändert je nach der zugeführten Menge mehr oder weniger stark den natürlichen Wasserhaushalt des Bodens. Dieser ist aber nach allen vorliegenden Erfahrungen (vgl. F r a n z 1950) derjenige Standortsfaktor, der die Artenzusammensetzung der Bodenfauna in unseren mitteleuropäischen Verhältnissen am stärksten beeinflußt. Selbstverständlich verschwinden bei Einwirkung von Gülle und Reinwasser alle trockenliebenden Organismen, sofern solche überhaupt im betreffenden Boden vorhanden waren. Dann aber verschwinden mit zunehmender Wässerungsintensität allmählich auch alle jene Bodenorganismen, die eine gute Bodendurchlüftung verlangen. Aus diesem Grunde tritt dann unter den Collembolen der sonst allenthalben gemeine *Onychiurus armatus* s. l. gänzlich zurück und gehen auch viele Milben, und zwar sowohl räuberisch lebende Arten aus den Gruppen der *Parisitiformes* und *Trombidiformes* als auch Detritus- und Pilzfresser aus der Gruppe der *Oribatei* wie z. B. *Oppia minus*, *Punctoribates punctum*, bei starker künstlicher Bewässerung gänzlich zu Grunde. An ihre Stelle treten sehr feuchtigkeitsliebende Collembolen und Milben wie *Isotomurus palustris*, *Ceratozetes gracilis* und *Pergalumna nervosus*. Gewisse Arten wie z. B. die Milben *Oribella paolii* und *Scheloribates laevigatus* werden durch mäßige Wässerung gefördert, gehen aber bei sehr großen Wassergaben wieder stark zurück. Dies zeigt, daß die biologische Wirkung künstlicher Bewässerung und flüssiger Düngung je nach der zugeführten Wassermenge ganz verschieden ist.

5. Große Mengen leicht zersetzlicher organischer Substanz, in Form von Gülle oder Abwasser gegeben, fördern die Entwicklung einer ausgeprägt detritophilen Fauna, wie sie uns auch dort entgegentritt, wo größere Massen sich rasch zersetzender Rückstände auf Unkrauthaufen, in Stallmist- und Kompoststapeln angehäuft sind. Als ausgeprägt detritophil sind die meisten Vertreter der Nematodengattungen *Rhabditis* und *Diplogaster* anzusehen, aber auch gewisse Collembolen und Milben, so *Lepidocyrtus cyaneus* und gewisse *Parasitiformes*. Treten sie in größerer Menge in einem Boden auf,

dann ist dies ein sicheres Zeichen dafür, daß an Stelle des normalen Humifizierungsvorganges Fäulnisprozesse (vgl. Fourman 1938) zu treten beginnen, durch die das gesunde Boden- und Pflanzenleben auf weitere Sicht schwer gefährdet wird.

6. Versucht man die biologischen Reaktionen des Bodens auf alle hier besprochenen Maßnahmen künstlicher Bewässerung und Düngung auf eine Grunderscheinung zurückzuführen, dann kommt man auf die Erscheinung der weitgehenden Anpassung der belebten Natur an ihre Umwelt. Der Vorgang der Anpassung besteht aber nur in einem beschränkten Umfange darin, daß sich das einzelne Individium bzw. die einzelne Art in ihrem Verhalten an die neuen Verhältnisse der Umgebung angleicht, sondern vielmehr darin, daß dies die gesamte Lebensgemeinschaft in ihrer Artenzusammensetzung tut. Im Kampf ums Dasein gehen jene Arten zugrunde, die unter den geänderten Lebensbedingungen nicht mehr zu existieren vermögen, während die durch die Veränderungen begünstigten sich stärker vermehren. Da sich künstliche Maßnahmen stets mehr oder weniger kurzfristig, ja oft geradezu schockartig auswirken, haben wenig bewegliche Bodenorganismen, die den neuen Verhältnissen angepaßt wären, nur sehr beschränkte Möglichkeiten, durch aktive Wanderung die Lücke zu füllen. Jede künstliche Veränderung des Standortes bedingt daher zunächst und auch auf längere Sicht hinaus eine Verarmung des Artenbestandes der Bodenfauna und damit eine Herabsetzung der biologischen Leistungen derselben. Dies ist letztlich die Ursache der geringen Arten- und Individuendichte im Boden des Hoffeldes bei Admont und ist die Ursache der zunehmenden Verarmung unserer Kulturböden an Organismen überhaupt.

7. **Die Grundvoraussetzung für eine günstige Entwicklung der belebten Natur ist Kontinuität.** Ist sie vorhanden, dann strebt die Natur von sich aus die unter den gegebenen Verhältnissen maximale Ausnutzung des Lebensraumes an, wird sie gestört, dann treten Verluste an lebender Substanz ein. Hieraus ergibt sich für eine biologisch richtige Düngung die Grundregel: **man lege von vornherein einen den natürlichen Standortsverhältnissen und dem erstrebten Wirtschaftsziel entsprechenden Düngungsplan fest und führe diesen dann so gleichbleibend und konsequent als möglich Jahr für Jahr durch.** Zwei Dinge haben die Fruchtbarkeit unserer Kulturböden im letzten Jahrhundert am stärksten gefährdet: der völlig unbiologische Einsatz neuer technischer Errungenschaften bei Bodenpflege und Bodennutzung und der Mangel an Stetigkeit bei der Bewirtschaftung des Kulturlandes.

Literaturverzeichnis

Butschek, E.: Der Kleintierbesatz alpiner Grünland- und Ackerböden. Admont 1951, Eigenverlag der Bundesanstalt f. alp. Landwirtschaft, 79 S.

Fourman, K. L.: Untersuchungen über die Bedeutung der Bodenfauna bei der biologischen Umwandlung des Bestandesabfalles forstlicher Standorte. Mitt. aus Forstwirtsch. u. Forstwiss. 1938, 144—169.

Franz, H.: Neue Forschungen über den Rotteprozeß von Stallmist und Kompost. Mit besonderer Berücksichtigung der Tätigkeit der Kleintiere. Veröffentl. Bundesanst. f. alp. Landw. Admont, Heft 2, 1949, 1 ff.

— Bodenzoologie als Grundlage der Bodenpflege. Berlin 1950, 317 S.

Franz, H., und G. Repp: Untersuchungen über die Stallmistrotte im Stapel und im Boden. Die Bodenkultur 3, 1949, 456—486.

Gisin, H.: Ökologie und Lebensgemeinschaften der Collembolen im Schweizerischen Exkursionsgebiet Basels. Rev. Suisse de Zool. 50, 1943, 131—224.

— Collemboles endogés du Tessin méridional. Boll. Soc. Ticinese di Sci. Nat. 43, 1948, 79—89.

Overgaard-Nielsen, C.: Studies on the soil microfauna. II. The soil inhabiting nematods. Natura Jutlandica 2, 1949, 131 S., 35 Tabellen.

Sekera, F., und A. Brunner: Beiträge zur Methodik der Gareforschung. Bodenkunde u. Pflanzenernähr. 29 (74) 1943, 169—212.

Schiller, H.: Die Kolloidbeweglichkeit in naturfeuchten und lufttrockenen Böden. Festschrift z. 50jähr. Bestand der Landw.-chem. Bundesversuchsanstalt in Linz. Linz 1949, S. 117—129.

Zürn, F.: Das Referat für Grünland und Futterpflanzen. Veröffentl. der Bundesanst. f. alp. Landw. Admont, Heft 1, 1949, 17—31 (bes. S. 27, Versuch Nr. 336).

— Überblick über den Stand der Borstgrasbekämpfungsversuche auf der Kaiserau. Mitt. Landw. Arbeitsgemeinsch. a. d. Hochschule f. Bodenkultur in Wien, Folge 1, 1950, 6—9.

— Zur Verbesserung der Pflanzenbestände auf Almen. Ztschr. f. Pflanzenbau und Pflanzenschutz (München), 1950.

Tabelle 1. **Die Besatzdichte des Bodens mit Kleintieren auf den einzelnen Parzellen des Stallmisteinbringungsversuches auf dem Hoffeld bei Admont** [1]

Zeitpunkt der Probenahme	Tiergruppe	Bodenschicht	Frischmist in 5 cm (0–2 cm / 2–5 cm / 6–10 cm)	Frischmist wenig in 10 cm (0–4 cm / 7–10 cm / 11–14 cm)	Frischmist viel in 10 cm (0–4 cm / 8–12 cm / 12–16 cm)	Frischmist in 15 cm (0–4 cm / 9–13 cm / 13–17 cm)	Frischmist ungedüngt (0–4 cm / 7–11 cm / 12–16 cm)	Altmist in 15 cm (0–4 cm / 14–18 cm / 18–22 cm)	Altmist viel in 10 cm (0–4 cm / 9–13 cm / 13–17 cm)	Altmist wenig in 10 cm (0–4 cm / 9–11 cm / 12–16 cm)	Altmist in 5 cm (0–3 cm / 3–5 cm / 6–10 cm)	ungedüngt (0–4 cm / 7–11 cm / 12–16 cm)
Sommer (17. bzw. 31. August 1949)	Nematoden		– / 38 / 259	54 / 201 / 115	54 / 47 / 83	181 / 68 / 228	18 / 602 / 269	348 / 587 / –	755 / 3705 / –	1033 / 1366 / 650	162 / 609 / 1965	2715 / 237 / 82
	Enchytraeiden		0,15 / 0,08 / –	0,30 / 0,30 / 0,19	– / 0,84 / 0,11	0,19 / 0,30 / 0,08	– / – / 0,04	0,04 / 0,30 / –	0,42 / 0,68 / 0,04	– / – / –	0,19 / 0,95 / –	0,57 / – / –
	Lumbriciden		– / – / –	0,04 / – / –	– / – / –	– / – / –	– / – / –	– / – / –	– / 0,04 / –	– / – / –	– / 0,04 / –	– / 0,04 / –
	Myriopoden		0,08 / 0,04 / 0,04	0,04 / – / 0,04	0,04 / 0,04 / –	– / 0,08 / –	– / – / –	– / 0,15 / –	0,11 / 0,23 / –	– / 0,08 / 0,11	0,08 / 0,19 / 0,19	0,04 / 0,30 / 0,04
	Milben		0,04 / 0,27 / 0,15	0,11 / 0,08 / 0,11	0,30 / 0,23 / 0,08	0,76 / 0,04 / 0,15	0,04 / 0,15 / –	0,46 / 0,33 / 0,04	1,90 / 0,11 / 0,08	– / 2,43 / 0,15 / 0,53	0,57 / 0,08 / 0,46	1,39 / – / 0,19
	Collembolen		10,33 / 5,02 / 0,19	2,13 / 2,17 / 2,01	2,66 / 6,38 / 2,13	2,93 / 1,86 / 0,87	5,66 / 1,90 / 0,46	8,59 / 3,23 / 0,76	12,01 / 14,93 / 1,29	13,45 / 0,19 / 4,07	0,46 / 7,26 / 7,11	7,49 / 0,26 / 3,34
	Käfer und Larven		0,04 / 0,04 / 0,04	0,04 / – / 0,19	0,04 / 0,15 / –	0,04 / 0,04 / 0,04	0,11 / – / –	0,30 / 0,08 / –	0,08 / 0,19 / 0,11	0,11 / 0,04 / 0,08	0,23 / 0,08 / –	0,19 / 0,04 / 0,04
	Fliegen und Larven		0,04 / 0,08 / 0,27	0,15 / 0,11 / 0,23	0,04 / 0,23 / 0,34	0,08 / 0,11 / 0,23	0,11 / 0,08 / –	0,15 / – / –	0,15 / 0,23 / –	0,04 / – / 0,04	0,11 / 0,08 / 0,04	0,11 / 0,04

[1] Die drei Zahlen in den einzelnen Kolonnen geben an, wieviele Individuen der einzelnen Tiergruppen auf 1 m² Fläche in den drei Schichten festgestellt wurden. Die Zahlen stellen untere Grenzwerte dar, sie geben die Tiermenge je 1 m² Bodenfläche aus Platzersparungsgründen in tausend Individuen an. Es bedeutet demnach: 38 = 38.000, 0,04 = 40 Individuen je 1 m².

Tabelle 1, Fortsetzung

Zeitpunkt der Probenahme	Tiergruppe	Frischmist					Altmist				
		in 5 cm 0–4 cm / 4–8 cm / 9–13 cm	wenig in 10 cm 0–4 cm / 10–14 cm / 14–18 cm	viel in 10 cm 0–4 cm / 10–14 cm / 14–18 cm	in 15 cm 0–4 cm / 14–18 cm / 18–22 cm	ungedüngt 0–4 cm / 5–9 cm / 10–14 cm	in 15 cm 0–4 cm / 13–17 cm / 17–21 cm	viel in 10 cm 0–4 cm / 9–13 cm / 13–18 cm	wenig in 10 cm 0–4 cm / 9–13 cm / 13–17 cm	in 5 cm 0–4 cm / 5–9 cm / 10–14 cm	ungedüngt 0–4 cm / 5–9 cm / 10–14 cm
Spätherbst (21. November 1949)	Nematoden	195 / 125 / —	— / — / —	161 / — / 77	220 / — / 85	— / — / —	71 / 66 / 117	— / 131 / 103	471 / 927 / 142	84 / 155 / 546	373 / 489 / 171
	Enchytraeiden	0,42 / 0,04 / 0,04	0,38 / 0,22 / —	0,23 / 0,76 / 0,04	0,15 / 0,57 / —	0,11 / 0,08 / 0,04	— / 0,30 / —	0,23 / 0,08 / —	0,11 / 0,11 / —	— / — / —	0,27 / 0,11 / —
	Lumbriciden	— / — / —	— / — / —	— / — / —	— / — / —	— / — / —	— / — / —	— / 0,04 / —	— / — / —	0,08 / — / —	— / 0,04 / —
	Myriopoden	— / — / —	— / — / —	— / — / —	— / — / 0,04	— / — / —	— / — / —	— / 0,04 / —	— / — / —	— / — / —	— / — / 0,04
	Milben	0,30 / 0,19 / 0,49	0,68 / 0,38 / 0,30	0,80 / 1,33 / 0,46	0,76 / 0,72 / 0,23	0,27 / 0,15 / —	0,72 / 0,65 / 0,08	0,34 / 0,11 / 0,11	1,14 / 0,34 / 0,15	0,95 / 0,08 / 0,04	0,42 / 0,04 / 0,19
	Collembolen	6,80 / 15,01 / 15,54	8,17 / — / 3,84	18,05 / 18,70 / 0,76	9,39 / 6,76 / 2,70	5,17 / 6,42 / 6,80	7,30 / 18,62 / 3,57	9,69 / 14,52 / 7,87	6,84 / 14,44 / 4,37	8,09 / 8,06 / 7,64	3,69 / 6,76 / 7,60
	Käfer und Larven	0,08 / 0,08 / 0,04	0,11 / 0,11 / 0,04	0,11 / 0,08 / —	0,04 / — / —	0,08 / 0,04 / 0,08	0,19 / 0,08 / 0,08	0,27 / 0,19 / 0,08	0,08 / 0,04 / 0,08	0,19 / — / —	0,04 / 0,08 / —
	Fliegen und Larven	0,57 / 0,04 / —	0,08 / 0,04 / —	0,11 / 0,04 / —	0,08 / 0,04 / 0,30	0,04 / 0,08 / —	0,38 / 0,04 / 0,11	0,04 / 0,04 / 0,57	0,11 / — / —	0,04 / 0,76 / —	0,04 / — / —

Tabelle 1, Fortsetzung

Zeitpunkt der Probenahme	Tiergruppe	Bodenschicht	Frischmist in 5 cm	Frischmist wenig in 10 cm	Frischmist viel in 10 cm	Frischmist in 15 cm	Frischmist ungedüngt	Altmist in 15 cm	Altmist viel in 10 cm	Altmist wenig in 10 cm	Altmist in 5 cm	Altmist ungedüngt
			0–4 cm / 4–8 cm / 8–12 cm	0–4 cm / 8–12 cm / 12–16 cm	0–4 cm / 8–12 cm / 12–16 cm	0–4 cm / 11–15 cm / 15–19 cm	0–4 cm / 5–9 cm / 10–14 cm	0–4 cm / 10–14 cm / 15–19 cm	0–4 cm / 7–11 cm / 12–16 cm	0–4 cm / 7–11 cm / 12–16 cm	0–4 cm / 4–8 cm / 9–13 cm	0–4 cm / 5–9 cm / 10–14 cm
Vorfrühling (21. März 1930)	Nematoden		504 / 1984 / 179	110 / 626 / 275	709 / 685 / 922	172 / 102 / 157	76 / 104 / 100	283 / 331 / 278	267 / 341 / 222	66 / 215 / 118	471 / 261 / 140	412 / 115 / 96
	Enchytraeiden		0,42 / — / 0,15	0,27 / 0,30 / —	0,53 / 0,08 / —	1,25 / 0,46 / 0,15	0,04 / — / 0,11	0,19 / 0,30 / —	0,30 / 0,08 / —	0,04 / 0,15 / 0,80	0,04 / 0,80 / 0,08	0,11 / 0,15 / 0,11
	Lumbriciden		— / 0,08 / —	— / 0,04 / —	— / — / 0,04	— / 0,04 / —	— / — / —	0,04 / — / —	0,04 / — / —	0,08 / — / —	— / 0,04 / —	— / — / —
	Myriopoden		— / — / —	— / — / —	— / 0,04 / —	— / 0,04 / —	— / 0,04 / —	— / — / 0,08	— / — / —	— / — / —	— / — / —	— / — / —
	Milben		0,30 / 0,08 / 0,23	0,61 / 0,08 / 0,08	1,17 / 0,04 / 0,23	1,33 / 0,04 / 0,19	— / 0,11 / —	0,23 / — / 0,15	0,53 / 0,11 / 1,14	0,34 / — / 0,04	0,15 / 0,04 / 0,04	— / — / 0,30
	Collembolen		3,88 / 4,45 / 3,18	7,79 / 4,33 / 0,04	3,69 / 5,43 / 1,44	4,83 / 5,02 / 1,94	3,61 / 7,07 / 4,75	5,70 / 2,39 / 0,30	6,75 / 9,61 / 2,47	3,46 / 3,57 / 7,98	2,09 / 4,56 / 3,12	1,86 / 2,85 / 3,34
	Käfer und Larven		0,19 / — / —	0,04 / 0,04 / —	0,15 / 0,08 / 0,04	0,15 / 0,04 / —	0,08 / 0,11 / 0,04	0,23 / 0,04 / —	0,30 / 0,04 / 0,04	0,27 / 0,04 / 0,04	— / 0,04 / —	0,11 / 0,04 / 0,08
	Fliegen und Larven		0,49 / 0,11 / 0,04	0,57 / 0,04 / —	0,08 / 0,61 / 0,30	0,19 / 0,19 / 0,04	— / 0,11 / —	0,27 / 0,38 / 0,11	0,04 / — / —	0,04 / — / —	0,04 / — / —	0,11 / 0,11 / —

Tabelle 2. Der Artenbesatz des Bodens mit Kleintieren einiger zahlreich vertretener Gruppen auf den einzelnen Parzellen des Stallmisteinbringungsversuches auf dem Hoffelde bei Admont[1])

	Frischmist						Altmist				
	in 5 cm	wenig in 10 cm	viel in 10 cm	in 15 cm	ungedüngt	in 15 cm	viel in 10 cm	wenig in 10 cm	in 5 cm	ungedüngt
	Termin I II III	Termin I II III	Termin I II III	Termin I II III	Termin I II III	Termin I II III	Termin I II III	Termin I II III	Termin I II III	Termin I II III
a) Milben *Parasitiformes*										
Parasitus fimetorum	2		1	1		2 2		2		
Eugamasus magnus			2					1		1
Pergamasus crassipes	2 2	1 14 11 1	4 17 1 2 3	1		1 4 2 4 4 1	2 2 1	1 5	4 14 1	
Pergamasus oxygynellus	1 3	2	2 1	4 7 14 1 4		3 4 1	1	4 7 1 2	1 1 1	2 1
Pergamasus truncatellus	1 1		1	1 1 2		1 2	1	4		2
Amblygamasus septentr.			10	2 1	1		2 1 9	4 1		
Veigaia kochi	2 1 1 11 5	1 3 4	2 4 1 7 4	1 1 4 3 1 2	3	1 2 3 1 4 1	1	2 12 2	1 3 1 1 7 1	5
Gamasodes berlesei	1			2		1				1

[1]) Die drei Zahlen entsprechen den drei Schichten der Tabelle 1, sie geben die effektiv gefundene Individuenmenge an. Bei Umrechnung auf 1 m² Fläche wären sie mit 38 zu multiplizieren, was unterlassen wurde.

Tabelle 2, Fortsetzung

	Frischmist					Altmist				
	in 5 cm Termin I II III	wenig in 10 cm Termin I II III	viel in 10 cm Termin I II III	in 15 cm Termin I II III	ungedüngt Termin I II III	in 15 cm Termin I II III	viel in 10 cm Termin I II III	wenig in 10 cm Termin I II III	in 5 cm Termin I II III	ungedüngt Termin I II III
Pachylaelaps alpinus		1 2 / 2 4	2 5	1 2		1 1 4				
Pachylaelaps furcifer			1	1 2		1 1	5 2	25 2 1	3 4 1	
Pachylaelaps spec.	1		2					6	2	
Neoparasitus humeralis?	1	1 2	2	9 3 1	2		2 3 1	2		1
			2							
Eviphis siculus	2	1	1 9 1	4 1 14		1 4 2	14 1 1	4	1	
	3	2 3	4	2 1						
Phaulocylliba romana	2	1 1 1 / 1 2	15 1	4 1 1 / 1 4		2	18 1 / 3 17	15 10 / 1 5 / 1 4	1 2 / 1	1 1
Phaulocylliba virgata		1	1 4	1			4	2		4
Trombidiformes: *Ledermülleria clavata*		1								

Tabelle 2, Fortsetzung

	Frischmist				Altmist			
	in 5 cm	wenig in 10 cm	viel in 10 cm	in 15 cm	ungedüngt	in 15 cm	viel in 10 cm	wenig in 10 cm	in 5 cm	ungedüngt
	Termin I II III	Termin I II III	Termin I II III	Termin I II III	Termin I II III	Termin I II III	Termin I II III	Termin I II III	Termin I II III	Termin I II III
Trombidium scharlatinum			1							
Microtrombidium pusillum	2 1 1 1		1 2 3 1	1 3					4 3	
Campylothrombidium langhöfferi		1		1						
Oribatei:										
Hypochthonius rufulus					1 1	1		1		1
Oribella paolii		1								
Scheloribates laevigatus	2	1	2	2	2 1	1 1	1	1	1	20 7
Notaspis coleoptratus			1	1	1 2 1			2 2	1 1 1	8 1
Fuscozetes fuscipes								1		1 7

Tabelle 2, Fortsetzung

	Frischmist															Altmist														
	in 5 cm			wenig in 10 cm			viel in 10 cm			in 15 cm			ungedüngt			in 15 cm			viel in 10 cm			wenig in 10 cm			in 5 cm			ungedüngt		
	I	II	III	I	II	III	I	II	III	I	II	III	I	II	III	I	II	III	I	II	III	I	II	III	I	II	III	I	II	III

b) Collembolen

Hypogastrura spec. (cf. denticulata)
| 4 | | 3 | | 10 | 8 | | | 1 | | | | 6 | 7 | 4 | 2 | 2 | 7 | 5 | | 10 | 2 | | 1 | 1 | 4 | 7 | | | |
| | 12 | | | | | | | | | | | | | 5 | | | | | | | | | | 2 | | 4 | | | |

Onychiurus armatus
140	140	66	56	180	155	50	380	85	73	190	81	104	83	67	167	170	109	229	170	141	300	92	53	9	173	34	137	81	31
76	332	75	43		110	135	400	62	20	145	100	42	122	105	44	450	42	369	340	185	5	326	72	152	194	75	7	123	44
3	345	35	40	8	1	42	120	10	14	40	9	7	128	82	4	70	5	20	195	36	92	71	45	144	101	56	28	140	10

Tullbergia 4-spina
40		11	5		4	15	32			24	10	37	8	38	20	12	9	21	12	3		46	5		19		20	4	5
16	18	42	12	20	4	11	80	34	5	24	26	8	15		22	31	3	10	21	41		32	48	21	7	20		33	24
2	20	25				6	63	28	4	21	40	5	32	43	30	81	7	11	7	19			37	12	101	26	2	55	75

Tullbergia affinis
| 20 | 15 | 6 | | 6 | | 4 | 10 | 20 | | 1 | | | | 4 | 11 | 2 | 7 | | 4 | | | | | | | | | | |
| | | | | | | 6 | 10 | | 5 | 6 | 33 | | 5 | 19 | 19 | 6 | 3 | 2 | 6 | 10 | 15 | 10 | | 18 | 17 | 15 | | | 8 |

Folsomia 4-oculata
7	15	3		1	25	3	16	10	4	24	20				24	4		2			30	6		1		10	21	10	
18	20	15	9				2	1	26	3	1	9		12		2	8	32	4	22		4	27	10	10	9		4	
	8							24										12	14					8				8	4

Pseudisotoma sensibilis
| | | 1 | | | | | | | | | | | | | | | | | | | | | | | | | | | |
| | | | | | | | | 2 | | | | | | 1 | 2 | 1 | | 16 | 1 | 2 | 10 | 4 | 6 | | 4 | | | | |

Isotoma notabilis
5				3	6	2	12	1	1	5	1	2	3	6															
3							1						10					1		4									
6							3																					3	

Isotoma viridis
6	8	2	1				4	1				2									6	2		4		3			
2	14					1			3				6											1	3	6	2	3	7
																									2				2

Proisotoma -minuta
| | | | | | | | | | | | | | | | | | | | | | | | | | | | 2 | 1 | |

Isotomiella paraminor
| | | | | | | | | | | | | | | | | | | | | | | | | 2 | | | | | |

Tabelle 2, Fortsetzung

	Frischmist					Altmist				
	in 5 cm	wenig in 10 cm	viel in 10 cm	in 15 cm	ungedüngt	in 15 cm	viel in 10 cm	wenig in 10 cm	in 5 cm	ungedüngt
	Termin I II III	Termin I II III	Termin I II III	Termin I II III	Termin I II III	Termin I II III	Termin I II III	Termin I II III	Termin I II III	Termin I II III
Isotomurus palustris	3			4 1	2	2				
Lepidocyrtus cyaneus	10	1 7	24	3 4	18 4	1 2	7 1	3 1	1 2	16 1
Lepidocyrtus lanuginosus	2 2 2		4	3	2	1	2		2	1
Lepidocyrtus ruber			1 20 3	2						
Sminthurus spec., cf. marginatus				2	3	8	6	4 1	3	
e) Käfer										
Dyschirius globosus	1			1	1	1		1		1
Trechus secalis		1								
Amara aulica					1					
Proteinus brachypterus?										

Tabelle 2, Fortsetzung

	Frischmist															Altmist														
	in 5 cm Termin			wenig in 10 cm Termin			viel in 10 cm Termin			in 15 cm Termin			ungedüngt Termin			in 15 cm Termin			viel in 10 cm Termin			wenig in 10 cm Termin			in 5 cm Termin			ungedüngt Termin		
	I	II	III	I	II	III	I	II	III	I	II	III	I	II	III	I	II	III	I	II	III	I	II	III	I	II	III	I	II	III
Oxytelus rugosus										1																				
Bledius crassicollis									1	1	1																			
Euaesthetus spec.						1									1									1						
Lathrobium longulum								2	1							1			1	1	1	1	1	1						
Sipalia circellaris	1			1		3		2										2	1			1				2	1			
Meotica exilis																1				1										
Bibloplectus spec.	2			2			2	1							1	2				2					1	1	1			
Acrotrichis spec.																	2			4				1		2				
Cercyon quisquilius									1							1			1	1				1						1
Cercyon spec.																						1								

35

Tabelle 2, Fortsetzung

	Frischmist					Altmist				
	in 5 cm Termin I II III	wenig in 10 cm Termin I II III	viel in 10 cm Termin I II III	in 15 cm Termin I II III	ungedüngt Termin I II III	in 15 cm Termin I II III	viel in 10 cm Termin I II III	wenig in 10 cm Termin I II III	in 5 cm Termin I II III	ungedüngt Termin I II III
Lathridius spec.										
Enicmus cf. minutus	1									
Cartodere spec.					1					
Corticaria spec.				1	1					
Cryptophagus spec.		1								
Atomaria pusilla			1		1					
Aphodius fimetarius							1	1		
Aphodius prodromus							1 1 3	1	1	
Oxyomus silvestris							1 1 1	1		

Tabelle 3.

Der Besatz mit Kleintieren auf einzelnen Parzellen des Dauergrünland-Düngungsversuches auf der Kaiserau bei Admont auf steilem S-Hang im Jahre 1941 (1 Jahr nach Versuchsanlage [1]**)**

Bodenschicht cm	Tiergruppe	Düngung			
		keine	N	Stallmist	Stallmist + NPK
0– 3	Nematoden	744 n. b. 344	1127 n. b. 790	2016 n. b. 420	2682 n. b. 856
	Enchytraeiden	0,4 0,4 0,4	0,6 0,6 0,1	4,7 4,7 0,3	3,1 3,1 1,1
	Milben	64,4 19,3 29,3	59,4 34,6 19,3	37,0 53,5 48,2	31,9 31,5 26,1
	Collembolen	14,4 5,4 7,6	25,6 21,4 6,6	19,7 23,1 4,5	17,8 21,0 3,9
	Fliegen u. Larven	2,3 0,7 0,5	1,5 0,2 0,5	1,2 1,1 –	1,8 4,3 0,3
3–10	Nematoden	2300 n. b. 2066	1721 n. b. 1427	1125 n. b. 1395	3208 n. b. 2164
	Enchytraeiden	– 0,1 –	– – –	0,2 – –	0,4 2,1 –
	Milben	3,7 7,4 7,1	6,7 3,2 9,5	13,4 10,1 7,8	15,3 7,6 5,1
	Collembolen	1,7 3,3 2,1	3,6 1,5 6,7	5,3 4,8 3,4	7,9 6,2 1,1
	Fliegen u. Larven	0,3 – 0,3	0,1 0,2 0,2	0,4 0,4 0,2	1,3 0,8 0,2
0–10	Nematoden	3043 n. b. 2409	2848 n. b. 2217	3141 n. b. 1815	5890 n. b. 3020
	Enchytraeiden	0,4 0,5 0,4	0,6 0,6 0,1	5,0 4,8 0,3	3,5 5,2 1,1
	Milben	68,1 26,7 36,4	66,0 37,8 28,8	50,3 63,6 56,0	47,1 38,1 31,2
	Collembolen	16,0 8,7 9,7	29,3 22,9 13,3	25,2 27,9 7,9	25,7 27,2 4,9
	Fliegen u. Larven	2,6 0,7 0,8	1,6 0,4 0,7	1,6 1,5 0,2	3,1 5,2 0,6

[1]) Die für die einzelnen Schichten zu jeder Tiergruppe angegebenen drei Zahlen beziehen sich auf die Zählergebnisse dreier Bodenproben, von denen die erste am 11. August 1941, die zweite an 3. September 1941 und die dritte am 1. Oktober 1941 eingesammelt worden ist. Die Zahlen geben die Tiermenge je 1 m² Bodenfläche aus Platzersparungsgründen in tausend Individuen an. Es bedeutet also: 64 = 64.000; 0,4 = 400 Individuen.

Tabelle 4.

Der Besatz mit Kleintieren auf einzelnen Parzellen des Dauergrünland-Düngungsversuches auf der Kaiserau b. Admont auf steilem S-Hang im Jahre 1950 (10 Jahre nach Versuchsanlage) [1]

cm	Parzelle I 0–4	Parzelle I 10–14	Parzelle II 0–4	Parzelle II 10–14	Parzelle III 0–4	Parzelle III 10–14	Mittel der Summen aller Parzellen
a) ungedüngt							
Nematoden							
13. November 1950	489	305	760	106	408	190	753 ± 76,33
20. November 1950	601	n. b.	481	n. b.	514	n. b.	532 ± 40,69
Collembolen	2,34	0,62	2,86	1,30	1,98	1,35	3,48 ± 0,39
Milben	7,02	0,68	0,47	0,47	2,29	0,47	3,80 ± 2,22
Enchytraeiden	0,05	—	—	—	—	—	
Myriopoden	—	—	0,10	0,10	0,10	0,05	
Käfer u. Larven	—	—	0,21	—	—	0,10	
Fliegen u. Larven	0,21	—	—	—	2,08	0,10	
Spinnen	0,05	—	—	—	0,05	—	
Schnecken	0,05	—	—	—	—	—	
Proturen	—	—	—	—	—	—	
Schildläuse	0,15	—	0,21	0,16	1,35	1,07	
b) gedüngt mit NPK							
Nematoden							
13. November 1950	168	291	374	53	957	114	652 ± 247
20. November 1950	345	n. b.	291	n. b.	442	n. b.	359 ± 49,28
Collembolen	7,54	0,93	8,94	1,66	8,22	0,88	9,39 ± 0,72
Milben	4,26	0,31	4,10	0,94	5,93	0,36	5,30 ± 0,58
Enchytraeiden	0,05	—	—	—	0,05	—	
Myriopoden	0,05	—	—	—	0,21	—	
Käfer u. Larven	—	0,10	0,05	—	0,10	0,16	
Fliegen u. Larven	0,87	—	—	0,26	2,29	0,31	
Schnecken	—	—	—	—	0,52	—	
Proturen	—	—	0,05	0,21	0,05	—	
Schildläuse	0,36	—	0,36	0,10	0,31	0,42	

[1] Die Zahlen geben die Individuenmenge in Tausend je 1 m² Bodenfläche an. Es bedeutet demnach 0,47 = 470 Individuen auf 1 m².

Tabelle 4, Fortsetzung

cm	Parzelle I 0–4	Parzelle I 10–14	Parzelle II 0–4	Parzelle II 10–14	Parzelle III 0–4	Parzelle III 10–14	Mittel der Summen aller Parzellen
c) gedüngt mit Stallmist							
Nematoden							
13. November 1950	574	698	730	1568	1053	521	1715 ± 675
20. November 1950	961	n. b.	767	n. b.	971	n. b.	899 ± 78,44
Collembolen	9,26	7,49	19,24	7,70	21,89	0,94	22,18 ± 2,71
Milben	0,88	0,52	2,65	0,36	2,65	0,52	2,53 ± 0,37
Enchytraeiden	–	–	0,05	0,05	0,05	0,05	
Myriopoden	–	0,05	–	–	–	–	
Käfer u. Larven	–	–	0,10	0,10	0,31	0,10	
Fliegen u. Larven	–	0,10	–	–	0,05	0,10	
Proturen	–	0,05	–	–	0,05	–	
Schildläuse	–	0,36	–	–	0,20	0,20	
d) gedüngt mit Stallmist + NPK							
Nematoden							
13. November 1950	869	185	1508	469	547	374	1318 ± 325
20. November 1950	832	n. b.	1010	n. b.	443	n. b.	359 ± 49,28
Collembolen	10,32	5,98	6,07	1,35	7,44	1,14	10,93 ± 3,47
Milben	5,45	0,36	2,55	0,42	3,69	0,78	4,92 ± 0,89
Enchytraeiden	0,42	–	0,10	–	–	–	
Myriopoden	0,05	0,05	–	–	–	–	
Käfer u. Larven	–	0,10	0,10	–	–	0,36	
Fliegen u. Larven	1,25	–	–	–	–	–	
Spinnen	–	–	0,05	0,05	–	–	
Schildläuse	–	0,52	–	–	–	0,47	

Tabelle 5. **Der Besatz des Bodens mit freilebenden Erdnematoden auf einzelnen Parzellen des Dauergrünland-Düngungsversuches auf dem Talboden der Kaiserau bei Admont am 23. 11. 1950 (8 Jahre nach Versuchsanlage)** [1])

	Düngung							
	keine		N P K		Stallmist		Stallmist + N P K	
cm	0–4	10–14	0–4	10–14	0–4	10–14	0–4	10–14
Parzelle I	797	464	832	151	981	197	1527	312
Parzelle II	845	297	520	208	1211	216	966	362
Parzelle III	687	501	433	335	1070	116	1084	310
Mittel der Summen aus beiden Schichten für alle 3 Parzellen	1197 ± 295		826 ± 53		1264 ± 96		1520 ± 188	

[1]) Die angegebenen Zahlen der Tabelle geben aus Platzersparungsgründen die Individuenmenge in Tausend je 1 m² Bodenfläche an. Es bedeutet demnach 464 = 464.000 Individuen auf 1 m².

Tabelle 6. Die Verteilung der Nematodenarten im Grünland-Düngungsversuch am S-Hang der Kaiserau bei Admont. Datum der Probenahme: 13. 11. 1950 [1]

Nematodenarten	Düngung				Summe
	keine	N P K	Stallmist	Stallmist + N P K	
Alaimus primitivus	++		+		3 ♀
Tylencholaimus minimus	++	+	++	+	14 ♀
Dorylaimus macrodorus	+++				4 ♀
Dorylaimus bastiani	++	++	++		5 ♀, 4 ♂
Dorylaimus carteri	++	+	+++	+++	17 ♀
Dorylaimus superbus	++	+	++	+	5 ♀
Dorylaimus obtusicaudatus	++	+++	++	+	23 ♀
Dorylaimus elongatus	+		++		1 ♀
Mononchus papillatus	++		++	+	12 ♀
Mononchus brachyuris	+		+	+	9 ♀, 2 ♂
Mononchus zschokkei			+		1 ♀
Diphtherophora vanoyei	+++	++	++	++	2 ♀
Aphanolaimus attentus					1 ♀
Plectus granulosus	++	+	+++	+	23 ♀, 3 ♂
Plectus cirratus	+++	+	++++	++	17 ♀
Plectus geophilus				+	4 ♀
Monhystera agilis	+	+	+		3 ♀
Monhystera vulgaris					1 ♀
Cephalobus nanus		++	+++	++	11 ♀
Cephalobus elongatus	+		+	+	2 ♀
Rotylenchus robusta			+++	++	5 ♀
Rotylenchus multicincta	++		+++	+++	9 ♀
Tylenchus davainei		+	++	+	6 ♀
Anguillulina spec.					zahlreich
Gesamtsumme der Arten	18	14	21	15	

[1]) Der Versuch ist mit vier Wiederholungen angelegt. Die drei Rubriken unter jeder Düngungsart beziehen sich auf Proben aus drei gleichartig gedüngten Wiederholungsparzellen.

Tabelle 7. **Die Verteilung der Nematodenarten im Grünland-Düngungsversuch am Talboden der Kaiserau bei Admont.**
Datum der Probenahme: 23. 11. 1950 [1])

Nematodenarten	Düngung				Summe
	keine	N P K	Stallmist	Stallmist + N P K	
Alaimus primitivus	+++			++	3 ♀
Tylencholaimus minimus	+	+	+	++	10 ♀
Tylencholaimus stecki	++	+++	+	++	6 ♀
Dorylaimus bastiani	+++++	+++	++++	++++	12 ♀
Dorylaimus carteri	+++	+++	++++	++++	14 ♀
Dorylaimus obtusicaudatus	+	++	+++	+++	24 ♀
Dorylaimus longicaudatus			++++	+++	9 ♀
Dorylaimus macrodorus				+	6 ♀
Dorylaimus hofmänneri	++		+	+++	2 ♀
Prismatolaimus intermedius	+	+		+	3 ♀
Mononchus brachyuris	++	+++	+++	+++++	5 ♀
Mononchus studeri	+++	++	++++	++++	3 ♀
Plectus granulosus	++		+	+	22 ♀, 1 ♂
Plectus cirratus		+++	+++++	++++	16 ♀
Monhystera agilis	+++	+++	+	+	7 ♀
Cephalobus striatus	++++	++	++	++	4 ♀
Cephalobus oxyuroides		+	+++	+	4 ♀
Cephalobus persegnis					7 ♀
Rotylenchus robusta	++	++	+++	++	9 ♀
Rotylenchus multicincta	++	+	++	++	11 ♀
Tylenchus spec. 1				+	n. b.
Tylenchus spec. 2					2 juv.
Criconema rusticum		+			1 ♀
Gesamtsumme der Arten	18	13	20	19	

[1]) Der Versuch ist mit vier Wiederholungen angelegt. Die drei Rubriken unter jeder Düngungsart beziehen sich auf Proben aus drei gleichartig gedüngten Wiederholungsparzellen.

Tabelle 8. **Besatz des Bodens mit Milbenarten auf den einzelnen Parzellen des Dauergrünland-Versuches am S-Hang der Kaiserau bei Admont, 1200 m** [1])

	Düngung														
	keine				NPK			N	Stallmist			Stallmist + NPK			
	I	II	III	IV	I	II	III	IV	I	II	III	I	II	III	IV
Pergamasus runcatellus	2	1	2		1										
Pergamasus oxygynellus				2									4		1
Pergamasus spec.				1				4							
Ologamasus pollicipatus	1				1										
Veigaia kochi	1	1							1	1	7	1			1
Asca bicornis							1						2		
Nothroholaspis terreus							1								
Hypoaspis aculeifer				3						2					
Hypoaspis neglectus															
Laelaspis spec.		1		2	1										
Ololaelaps haemisphaericus					1	1			1	1					
Ololaelaps placentula					1	1			1	1					
Cleiroseius unguiculatus	2		2		1	1	3		2		1				1
Eviphis siculus	2	1	2						1						
Epicrius mollis															
Prozercon spec.	2		1		1				1						
Trachytes piriformis									1	1	1	2		1	
Uropoda spec.?							2			1			4	1	
Uropodidae Nymphen				2			4		3	2		1	5	1	1
Sculacarus crassisetus v. plumosus															

[1]) Die Proben der Rubriken I bis III wurden am 13. November 1950 eingesammelt, die der Rubrik IV am 7. August 1944. Die Daten dieser Rubrik sind der Arbeit von E. Butschek (1951) entnommen. Die angegebenen Werte beziehen sich auf eine Bodenfläche von 1/32 m² und die Summe beider untersuchter Schichten, d. i. für die Rubrik I bis III 0—4 und 10—14 cm, für die Rubrik IV auf die Schicht von 0—4 cm allein.

Tabelle 8, Fortsetzung

	Düngung														
	keine				NPK			N	Stallmist			Stallmist + NPK			
	I	II	III	IV	I	II	III	IV	I	II	III	I	II	III	IV
Ledermülleria segnis				2											
Bdella cf. longicornis		1			1	1									
Leptus trimaculatus		1			1	1	1					2	2	2	1
Leptus spec.	1											2	2	2	
Trombidiformes indet.				8								1		1	
Perlohmannia insignis				1											
Nanhermannia elegantula	3	3	10	13	1	1	2		2						
Hypochthonius rufulus				4				6			4				5
Hypochthonius luteus								2			1				1
Hypochthoniella pallidula								5							
Nothrus borussicus	1			1			1			1			1		1
Trypochthonius tectorum				3		1									
Brachychthonius brevis				3				3							
Scutobelba trigona	20			3	14	1	8	2	5		4			1	3
Scutobelba subtrigona	21	2	8	3				2							
Oppia fallax obsoleta				3	4										
Oppia fallax bicarinata					1										
Oribella paolii								3	3						1
Scutovertex bidactylus												8		1	
Hermaniella granulata															
Tectocepheus velatus															
Gustavia microcephala	2	2		3	3	2	10	6							3
Oribatula tibialis				10											3
Zygoribatula exilis															9

Tabelle 8, Fortsetzung

	Düngung												
	keine				N P K			N	Stallmist			Stallmist + NPK			
	I	II	III	IV	I	II	III	IV	I	II	III	I	II	III	IV
Ceratozetes gracilis		1	1	2		2	4	16	2	4	4		4		34
Scheloribates confundatus	1		2				3	15						2	
Scheloribates laevigatus				2		1	7	8		1	3	2		1	10
Liebstadia similis	1			8	2	1		88					4	6	10
Notaspis coleoptratus	12	1	7	78	25	37		88	4	7	4	14	1	26	8
Notaspis punctatus	20	2	1	17	10	27	40	19		15	10	14	23	22	24
Trichoribates trimaculatus	2			2		4	4			6	2	5		3	
Trichoribates numerosus				4			1	14							4
Minunthozetes semirufus															1
Pelops occultus				4				7							10
Pelops spec.	1		1												
Peloptulus phaenotus			1	1											
Galumna spec.			1												
Galumna obvius	1		2	2	10	3	2	9	4	2	1				8
Galumna nervosus	18	1					7	12	4	2	1	14	2		1
Phthiracarus cf. borealis														7	1
Steganacarus striculus	2		4					4							
Jugendstadien		2	6		4	10	14					44	11	6	
Summe der Arten[2])	27			(42)	32			(41)	23			24			(35)
Summe der Oribatei allein	17			(27)	16			(24)	11			15			(24)

[2]) Die nicht bis zur Spezies bestimmten Arten wurden jeweils als eine Art gezählt. Die in Klammern gesetzten Werte ergeben sich unter Einbeziehung der Probe Nr. IV, die nicht eingeklammerten Zahlen nur aus den Proben I—III. Von den angeführten Arten ist *Steganacarus striculus* detritophil, auch die *Uropoda*-Arten sind vielleicht an Stallmist gebunden. Dagegen scheinen *Ledermülleria segnis*, *Hypochthonius rufulus* und *Oppia fallax obsoleta* mit Stallmist gedüngten Boden zu meiden.

Tabelle 9.

Besatz des Bodens mit Collembolen-Arten auf den einzelnen Parzellen des Dauergrünland-Düngungsversuches am S-Hang der Kaiserau bei Admont, 1200 m, am 13. 11. 1950 [1])

	Düngung			
	keine	NPK	Stallmist	Stallmist + NPK
	I II III	I II III	I II III	I II III
Hypogastrura armata-Gruppe			1 4	2
Friesea mirabilis		2 3	5 6	4
Neanura muscorum			1	
Onychiurus armatus s. l.	9 42 23	109 28 84	204 353 324	152 75 81
Onychiurus granulosus	2 1	6 4 3	5 15	1 12 6
Onychiurus fimetarius			9 8 16	1 2
Tullbergia 4-spina	6 3 3	16 131 46	75 42 33	69 24 18
Tullbergia krausbaueri	2 6· 1	7 29 7	16 18 27	12 2 1
Folsomia 4-oculata	13 8 14	13 13	10 5	53 11
Proisotoma bipunctata				1 6
Isotoma sensibilis		1 2	2 1	
Isotoma notabilis		7 7 6	63	42 20 21
Isotoma viridis			7 11	
Isotomiella minor	25 21 21	9	3 1 1	
Lepidocyrtus cyaneus		1	4 10 16	2 4
Lepidocyrtus lanuginosus		1	7	2
Lepidocyrtus spec., cf. ruber		1		1
Sminthurinus spec.			1 2	
Summe der Arten:	7	12	14	14

[1]) Die angegebenen Individuenzahlen beziehen sich auf eine Fläche von $1/_{52}$ m². Die römischen Ziffern besagen, daß die Proben aus der I., II. bzw. III. Serie des in vier Wiederholungen angelegten Parzellenversuches entnommen worden sind. Von den angeführten Arten sind *Onychiurus fimetarius, Isotoma notabilis* und *viridis, Isotomiella minor* und *Lepidocyrtus cyaneus* detritophil, während *Onychiurus armatus* und *granulosus* nicht nur im Versuch, sondern auch nach anderen Befunden durch Stallmistdüngung in ihrer Vermehrung gefördert werden.

Tabelle 10.

Vergleich der Besatzdichte mit Bodenkleintieren auf begüllten, beziehungsweise mit Stallmist gedüngten Flächen in Stumm im Zillertal [1]

Tiergruppe	begüllt		mit Stallmist gedüngt	
cm	0—4	10—14	0—4	10—14
a) Flächen am Talboden:				
Nematoden[1])	7433	634	2874	1541
Nematoden	2079	537	1170	578
Lumbriciden	—	0,03	0,03	—
Enchytraeiden	0,03	0,03	—	—
Myriopoden	0,14	0,03	0,44	0,26
Milben	0,10	—	0,62	0,67
Collembolen	0,41	0,21	3,35	0,23
Fliegen	—	0,12	—	0,03
Fliegenlarven	0,21	—	0,03	—
Käfer	0,31	0,03	0,07	—
Käferlarven	—	—	—	0,03
b) Flächen am Unterhang:				
Nematoden	2260	399	1908	308
Myriopoden	0,05	0,08	0,10	—
Milben	0,51	1,02	5,02	0,86
Collembolen	4,10	0,16	2,20	0,16
Fliegen	—	—	0,20	0,12
Fliegenlarven	0,15	0,04	—	—
Käfer	0,10	—	0,15	—
Käferlarven	—	—	0,05	—

[1]) Von den unter a) für die Nematoden angebenen Werten beziehen sich die der ersten Zeile auf Proben, die am 19. Juni 1950 eingesammelt wurden, während sich die der zweiten Zeile gleich den für alle anderen Tiergruppen angegebenen Zahlen auf die am 18. August 1950 eingesammelten Proben beziehen. Die Zahlen geben die Individuenmenge in Tausend je 1 m² Bodenfläche an. Es bedeutet demnach 4,10 = 4100 Individuen auf 1 m².

Tabelle 11.

Unterschiede in der Artenzusammensetzung der Bodenfauna begüllter bzw. mit Stallmist gedüngter Grünlandflächen in Stumm (Zillertal). Es wurden nur Nematoden, Milben und Collembolen bestimmt [1])

	Kleegrasflächen am Talboden		Dauerwiesen am Unterhang		Anmerkungen
	gedüngt mit		gedüngt mit		
	Stallmist	Gülle	Stallmist	Gülle	
a) Nematoden					
Alaimus primitivus	+				
Tylencholaimus stecki		+++		++	
Dorylaimus macrodorus	+		+		
Dorylaimus bastiani		++++	+	+++	
Dorylaimus hofmänneri	+		+		
Dorylaimus carteri			+++++		
Dorylaimus superbus	+	+++		++	
Dorylaimus obtusicaudatus	+		++	++	
Tripyla setifera					feuchtigkeitsliebende Art
Odontolaimus chlorurus	+				
Mononchus brachyuris	+				
Mononchus zschokkei				++++	
Plectus granulosus		+		++	
Monhystera vulgaris					
Rhabditis teres					Anzeiger gehäufter org. Zersetzungsprodukte
Rhabditis oxyuris					Anzeiger gehäufter org. Zersetzungsprodukte
Rhabditis ? pellio					Anzeiger gehäufter org. Zersetzungsprodukte
Rhabditis aspera					Anzeiger gehäufter org. Zersetzungsprodukte
Cephalobus striatus		++	+	++	offenbar durch Gülle gefördert
Anguillulina gracilis		++			offenbar durch Gülle gefördert
Anguillulina davainei				++	offenbar durch Gülle gefördert
Tylenchus spec.				+	offenbar durch Gülle gefördert

[1]) Die Zahl der Rahmen wechselte (4—6), deshalb sind die in der Tabelle unter b) und c) angeführten Individuenzahlen nur beschränkt vergleichbar.

Tabelle 11, Fortsetzung

	Kleegrasflächen am Talboden		Dauerwiesen am Unterhang		Anmerkungen
	gedüngt mit		gedüngt mit		
	Stallmist	Gülle	Stallmist	Gülle	
b) Milben					
Pergamasus oxygynellus			1		
Veigaia kochi	1		1	1	
Pachylaelaps spec.	2		4		
Gamasidae-Nymphen	1		3		nur in unbegülltem Boden
Uropodidae-Nymphen	1			2	
Diplothrombidium spec.			2		
Belba cf. *spinosa*			1		
Oppia minus			1		
Oribella paolii		2		2	
Scheloribates laevigatus				23	feuchtigkeitsliebend
Protoribates spec.	1		3	1	
Euzetes seminulum			8		nur in unbegülltem Boden
Ceratozetes gracilis	3		1		nur in unbegülltem Boden
Edwardzetes edwardsii	1		3		nur in unbegülltem Boden
Lepidozetes singularis	4		12	2	
Notaspis coleoptratus	19		33		verträgt Überschwemmung nicht
Notaspis punctatus	1		4		
Peloptulus phaenotus	4		19	2	
Pergalumna nervosus				1	
Phthiracarus spec.	3	1	10		durch Gülle geschädigt
Jugendstadien					

Tabelle 11, Fortsetzung

	Kleegrasflächen am Talboden gedüngt mit		Dauerwiesen am Unterhang gedüngt mit		Anmerkungen
	Stallmist	Gülle	Stallmist	Gülle	
c) Collembolen					
Hypogastrura armata-Gruppe		1			
Onychiurus armatus	62		2	3	verträgt Überschwemmung nicht
Onychiurus fimetarius	1	1	11	10	düngerliebend
Tullbergia affinis	5	2	7	2	
Tullbergia quadrispina	1	1	2	14	
Folsomia quadrioculata		6	2	14	durch Gülle gefördert
Proisotoma minuta		1		26	
Isotoma notabilis	14	1	17	1	durch Gülle geschädigt
Isotomurus palustris	8	6	5	14	feuchtigkeitsliebend
Lepidocyrtus cyaneus	4				düngerliebend
Lepidocyrtus ruber	1	1			

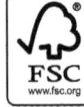

MIX
Papier aus verantwortungsvollen Quellen
Paper from responsible sources
FSC® C105338

If you have any concerns about our products,
you can contact us on
ProductSafety@springernature.com

In case Publisher is established outside the EU,
the EU authorized representative is:
**Springer Nature Customer Service Center GmbH
Europaplatz 3, 69115 Heidelberg, Germany**

Printed by Libri Plureos GmbH
in Hamburg, Germany